CHANGER LA MORT

Léon Schwartzenberg
Pierre Viansson-Ponté

CHANGER LA MORT

AM

Albin Michel

22, rue Huyghens, 75014 Paris

ISBN 2-226-00527-7

Sommaire

Ce livre, qui a pour auteurs un médecin cancérologue et un journaliste politique, n'a pour objet ni la politique de la santé, ni l'état de la recherche médicale. On n'y trouvera pas les considérations habituelles sur l'organisation ou l'avenir de la médecine. Et pas davantage ces méditations philosophiques sur l'homme, géopolitiques sur l'univers, mystico-idéalistes sur l'âme et l'esprit, qui sont curieusement devenues l'obsession et l'apanage des grands « patrons », des mandarins.

Le médecin raconte ce qu'il voit, ce qu'il sent, ce qu'il vit chaque jour : la maladie, la souffrance, la mort. Il explique ce qu'est aujourd'hui le cancer, ce qu'est à ses yeux la médecine, ce que sont pour lui les malades et pourquoi, comment le cancer détruit et parfois tue. Le journaliste regarde le médecin et les malades, la douleur et le grand passage comme chacun peut le faire : avec révérence et horreur, avec résignation et peur. Ils ne dialoguent pas, mais s'expriment tour à tour, et sans précautions, sans ménagements, sans concessions.

Ce livre s'ouvre sur seize histoires. Des histoires vraies. Douze d'entre elles racontent la mort : la mort de trois enfants, la mort de quatre adolescents, la mort de cinq hommes et femmes dont l'aîné, si l'on ose dire, n'avait que quarante-cinq ans. Quatre autres disent la survie, sinon la guérison. Seize récits tout simples, sans fioritures ni concessions, des récits denses, durs. Denses par tout ce qu'ils suggèrent autant que par ce qu'ils retracent. Et durs, oh ! oui, durs à avaler comme on dit. Des récits qui font mal.

Il faut les lire. Parce que nous mourrons tous. Et pas seulement parce qu'un sur quatre d'entre nous a eu ou aura un cancer et deux fois sur trois en mourra. Et aussi parce que la mort a changé, que la mort change, comme la vie a changé, comme la vie change. Et aussi la souffrance, et la maladie, et la médecine, et la santé. Qu'il est parfaitement vain de vouloir l'ignorer, de refuser de le savoir.

Bien sûr, il faut aller son chemin comme si l'on ne devait jamais mourir, sans quoi pourrait-on vivre ? Ce n'est pas une raison pour fermer les yeux, se boucher les oreilles et mettre un doigt sur ses lèvres à la façon du magot.

Vive la vie, à bas la mort — seulement voilà : c'est important la mort, ne croyez-vous pas ? Mieux vaut savoir que subir, savoir avant de subir. Qu'ils sont nombreux à proposer, à promettre de changer la vie ! Pourquoi personne ne propose-t-il, ne promet-il de changer la mort ?

I

LA SOUFFRANCE

Seize histoires vraies, hélas !

Aurélie a 13 ans. Elle a dans les deux poumons une petite tumeur qui vient d'un cancer de la jambe opéré et irradié six mois plus tôt. Ce genre de tumeur, aujourd'hui, n'est que très exceptionnellement guérissable. Malgré les produits chimiques qu'on lui administre, malgré la fatigue, les nausées, la chute de ses cheveux, elle conserve quand elle voit le médecin, son tortionnaire, un sourire qui mériterait un tailleur de pierre au porche d'une cathédrale.

Elle vient à l'hôpital, cinq jours toutes les quatre à cinq semaines, pour y subir des perfusions veineuses qui la fatiguent plus qu'elles n'arrivent à enrayer la multiplication des cellules malignes. Elle a cet air de résignation souriante, habituel aux enfants et presque interdit aux adultes. De mois en mois son état s'aggrave, sa respiration se fait plus difficile et, à l'automne, elle souhaite, comme tous les alités, les malheureux, les prisonniers, voir le soleil. Ses parents l'emmènent à Saint-Paul-de-Vence où elle passe dix jours, heureuse, grâce à un peu de cortisone, médicament de bien-être transitoire réservé à cette période ultime ; on lui permettra même de baigner son corps meurtri dans l'eau bleue.

Elle revient à Paris satisfaite, mais quelques jours plus tard, elle garde le lit en permanence. Un matin, elle se réveille en toussant et sa toux hoquetante et parfois sanglante durera jusqu'au soir. Dans la nuit, le médecin appelé prend le risque de la calmer avec un peu de morphine et d'autres sédatifs de la toux. Elle s'endort.

Alors, à côté, dans le salon encombré de verres et d'assiettes, témoins de la veille de toute une famille, le médecin essaie de convaincre les parents, le grand-père, de la laisser dormir, c'est-à-dire de l'empêcher de se réveiller. Refus d'abord. Difficile d'accepter quand c'est sa seule enfant, qu'on ne s'entendra plus jamais appeler « maman », qu'on ne verra plus ses propres yeux s'ouvrir.

Les heures silencieuses et accueillantes de la nuit l'emportent sur l'aveuglante clarté et la douleur du jour. Et c'est le grand-père, qui la chérit le plus, qui accepte le premier de se séparer de cette enfance, cette fois définitivement perdue. On lui fera systématiquement, toutes les six heures, une ampoule de morphine et sa respiration haletante s'interrompra trente heures plus tard sans qu'Aurélie se soit réveillée.

Elle avait eu le temps cependant de donner à son médecin, inutile et inefficace, l'image de la paix et du bonheur : une petite colombe ramenée de Saint-Paul-de-Vence.

Annette a 35 ans. Son cancer du sein opéré deux ans plus tôt a réapparu. Le traitement chimique fait diminuer les lésions et elles ont même presque disparu à un certain moment. Elle sait. Elle sait, et son mari sait, que ses jours sont comptés. Il y a une ville qu'elle aime et qu'elle voudrait revoir : New York. Son mari l'y emmène. Au retour, elle vit normalement. Six mois plus tard, son état s'aggrave à nouveau. Elle est de plus en plus fatiguée.

Il y a pourtant une autre ville dont elle rêve et qu'elle ne connaît pas : Florence. Son mari, prévenu, va montrer à ses yeux amoureux de la peinture et des pierres le campanile de Giotto, la Pieta de Michel-Ange et les fresques de Fra Angelico. Lorsqu'elle revient, c'est pour se coucher dans un lit d'hôpital. Son bras, enflé, déformé, douloureux, l'empêche de se mouvoir. Il faut la calmer.

Un soir, à la tombée du jour, après quelques heures de sommeil, elle trouve sur sa table de nuit des fleurs assemblées par la main d'un ami peintre venu l'après-midi. De ses mains qui sculptent les visages contemporains jusqu'à leur admirable déformation définitive, il avait tracé avec les fleurs quelques lettres et on lisait : « *Petite Annette, encore dormir, je reviendrai.* » Ainsi la dernière visite d'Annette fut ce qu'elle souhaitait : celle d'un homme qui sait voir. Elle ne se réveilla plus.

Bella est une reine du Tout-Paris. Jolie, gaie, élégante. Toujours une allure de jeune fille, malgré ses quarante ans. Oui, elle a la « qualité jeune fille ». Mystérieuse. Écrire ces mots risque de faire ricaner les défenseurs de l'égalité à tout crin (tous crins, tous cheveux, cheveux longs, cheveux courts, des deux sexes). Cette qualité jeune fille, n'est-ce pas tout simplement l'ouverture au monde de l'enfance, presque disparue et toujours présente, cette sorte d'étonnement à la fois radieux et tragique devant la beauté du monde et sa violence, qui rend plus courageux que le reste des hommes ? Elle donne à Bella un sourire presque bleu.

Bella tousse à l'automne, n'y prête pas attention, passe Noël et se fait hospitaliser au printemps : service spécialisé dans les maladies du poumon. Comme elle s'appelle Bella de ..., elle est en butte à quelques sarcasmes. Mieux vaut être dans la « moyenne » : nom bien de chez nous, ni d'au-dessus à particule, ni d'au-dessous à consonance exotique, ni d'ailleurs à consonance étrangère... Biopsie, bronchoscopies, radiographies : ce qu'elle a aux poumons est malin. Elle retourne vivre chez elle à Paris. Mari difficile, mère un peu folle, petite fille de dix ans, sœur gentille, une vraie sœur, amies dévouées dont certaines adorables. Qui ne sait les ressources de gentillesse dont sont capables, entre elles, les femmes ne saura jamais ce que peut être la tendresse humaine.

On commence à la traiter à domicile. Deux manifestations d'aggravation : une terrible douleur dans le genou gauche par moments et quelques hésitations dans la parole. On met la douleur sur le compte d'une sciatique et on se réfugie dans quelques troubles passés du langage pour ne pas trop s'inquiéter. Son seul désir : pouvoir rejoindre le plus vite possible sa petite maison dans le Midi. Elle part en juin revoir le soleil, les cigales et l'eau bleue de sa piscine sous les bougainvillées.

La chimiothérapie améliore quelque peu son état. La présence permanente d'une infirmière, la visite quotidienne du médecin de la commune, celle, à trois ou quatre reprises, du médecin parisien, permettent de contrôler l'évolution de la maladie. Elle est très entourée, favorisée : une amie intime partage son existence, une vieille cuisinière et une femme de chambre sont aux aguets, attentives et chaleureuses.

Elle se lève un peu, elle se baigne quelquefois dans la piscine, mais reste le plus souvent au lit. Son genou la fait souffrir de plus en plus. La douleur n'est plus qu'à peine calmée par les médicaments. Un jour son état s'aggrave. Elle est transportée à Nice où on irradie son genou et son poumon. D'autres médecins sont appelés en consultation, un célèbre chirurgien espagnol, un généraliste parisien, qui ne peuvent que confirmer l'absence d'autre recours. Sa mère, qui est portée vers l'ésotérisme, lui envoie un sapeur-pompier de la banlieue de Londres qui devient, par instants, la réincarnation d'un médecin mort au siècle dernier — un « Docteur Lang ». Ce qui lui permet, prétend-il, d'« opérer » les malades de l'extérieur, par simple apposition des mains qui se métamorphosent en bistouri transfluide. Précédé d'un dithyrambe de trois pages dans *Paris-Match,* le sapeur-pompier arrive accompagné d'une assistante, ni infirmière ni médecin et, après le nécessaire bain relaxateur, il opère dans le silence le corps de la malade, puis repart vers son pays. Bella se contente de rire, heureuse d'avoir fait plaisir à sa mère.

L'été s'achève, l'automne commence, les souffrances s'accentuent. La tête ne va pas. Elle a du mal à se décider à revenir à Paris, dans l'appartement conjugal. Que faire ? Conseil de famille. Plusieurs médecins. L'un d'eux, calme et lucide : « *Puisqu'il n'y a plus rien à faire, arrêtons tout, calmons-la.* » Un autre, celui que la femme d'un malade désespéré appelait naguère, un « battant », un lutteur : « *Et si l'on essayait encore une fois une nouvelle association thérapeutique, mais sans exagérer, sans la faire souffrir ?* »

Comme tout le monde, la jeune infirmière qui la garde

hésite. Elle fera de toute manière ce que les médecins auront décidé. Elle penche plutôt du côté du premier, celui qui veut « tout arrêter », mais elle aime bien le second, le « battant ». Au mari, on ne dit rien.

Bella, véritable végétal, est soumise à un nouveau traitement médical qui porte le nom barbare de « chimiothérapie » parce qu'on utilise, pour tuer les cellules cancéreuses qui restent, des médicaments chimiques. Elle va mieux, elle parle, elle est consciente, elle s'assoit, elle regarde la télévision, elle a moins mal. Elle demande à voir sa fille, elle est heureuse de la visite quotidienne et enjouée de sa sœur. Au mari étonné, on avouera alors le nouveau traitement.

Mais son état se détériore à nouveau : faut-il reprendre le traitement qui a eu l'air bénéfique ou accepter d'être vaincu ? Faut-il faire appel encore une fois au courage de la malade ou avouer son impuissance ? Le médecin, pris de confiance, décide de recommencer.

Cela ne servira à rien. Pendant que son médecin, qui a péché par optimisme, assiste à un congrès en province, Bella meurt en fin de matinée, dans une grande interrogation douloureuse et muette que l'infirmière ne peut satisfaire. Celle-ci, qui avait fini par croire, elle aussi, dans la survie de Bella, en fera reproche au médecin : « *Je n'ai même pas eu le temps de lui dire que je l'aimais...* »

Monica a 43 ans. Elle est mariée à un des grands dessinateurs contemporains. Ils sont heureux. Tout à coup, éclate à gauche, dans sa poitrine, comme un abcès qui rend le sein rouge, tendu, douloureux. Elle consulte sa gynécologue. Le diagnostic paraît évident : cancer du sein aigu. On fait cependant, par précaution, des radiographies des seins (mammographies), un prélèvement de tissu très petit mais suffisant. Le diagnostic est confirmé. Elle demande avis à son médecin habituel, celui qu'on a coutume de nommer le « médecin de famille », qu'on peut appeler à tout moment, auquel on peut se confier, dire ses appréhensions, ses affres, se montrer tel qu'on est, sans honte : singulière espèce en voie de disparition qui ne se permet jamais de juger ses malades, les écoute, les comprend, soldat sans uniforme de la bataille pour la santé.

Il lui conseille d'aller voir le chirurgien. Elle y va aussitôt, mais le chirurgien refuse l'intervention : impossible et trop grave. Impossible, car tailler dans cette glande enflammée, c'est risquer à coup sûr de disséminer la maladie. Trop grave, car de toute manière ce type de cancer se généralise en moins d'un an et tue la malade en moins de deux. On la confie donc au radiologue pour qu'il l'irradie. « *Combien de temps ?*

— *Cinq jours par semaine pendant six semaines. Après, on verra.* »

L'irradiation terminée, on appelle un cancérologue, cinquième médecin consulté depuis deux mois...

Une réunion « au sommet » a lieu chez elle, en fin d'après-midi. Ils sont quatre : le médecin, le chirurgien qui jusque-là n'a pas voulu, avec raison, opérer, le radiothérapeute qui espère avoir tout brûlé, le « spécialiste » pour envisager la suite et enrayer si possible l'extension, la généralisation du cancer. La seule solution est à présent médicale : toujours pas question d'opérer — d'ailleurs elle est trop contente de savoir qu'elle va garder son sein — et puis le risque est ailleurs, dans les « métastases ». On décide donc de recourir à la chimiothérapie. Monica va recevoir ses produits chimiques régulièrement. C'est difficile. Elle a de très mauvaises veines. Enfin, avec de bons techniciens, médecin ou infirmière, avec de la patience, surtout de la part de la malade, on y arrive. Elle y perd ses cheveux et y gagne des dessins.

Ses cheveux, beaux, longs, noirs, qui encerclent un visage pâle, presque diaphane, la teinte qui convient le mieux à un visage féminin, ses cheveux tombent. Elle se décide à porter une perruque. Invitée dans une ambassade, un soir, elle y rencontre certaines personnes de ses relations au courant de son état et qui se disent ses amies. L'une d'elles : « *Monica, que vous avez de jolis cheveux aujourd'hui ! Combien de temps vous a-t-il fallu pour les faire pousser ?*

— *Très rapide, ma chère, juste le temps de signer un chèque.* »

Mais il y a les dessins. A chaque nouveau traitement, elle

reçoit de son mari un dessin qui la représente inquiète ou souriante, attentive, sous les traits d'un éléphant ou d'un chat qui lui ressemblent tant qu'ils font partie de sa famille. Art merveilleux que celui de la caricature exercé avec génie où, derrière les travers physiques accentués, est donnée à voir la véritable personnalité ! On pourrait croire qu'on reste à la surface alors qu'on va en profondeur, derrière le masque.

Nouvelle consultation médicale, à quatre, six mois plus tard. Elle ne va toujours pas mal. Pas de métastases. On boit du champagne. On en boit d'ailleurs en toute occasion, pour un traitement, pour un examen.

Le chirurgien : « *On n'a plus besoin d'opérer.*

— *J'espère bien !* »

Les mois passent. Les dessins s'entassent. Les traitements s'espacent, se font moins durs. Les consultations à plusieurs deviennent rares. Elles se révèlent d'ailleurs bientôt difficiles : le médecin ami meurt subitement. Un an plus tard, le radiothérapeute succombe à un infarctus du myocarde. Et Monica, la moribonde, tient toujours.

Le chirurgien, le plus âgé des deux médecins survivants, commence à prendre peur, de façon à peine feinte : « *Elle nous enterre tous.* » Monica en est bien triste. Eux ne savaient pas qu'ils allaient mourir, et ils sont morts. Elle savait qu'elle pouvait mourir, et elle vit. Elle trouve cela bizarre.

On demande à son mari : « *Est-ce qu'il lui arrive d'y penser souvent, à son cancer ?*

— *Elle y pense tous les jours.* » D'autant plus que le sein traité lui fait un peu mal, de temps à autre.

Sept années passent. Le cap paraît franchi. Un soir, une réunion à trois, malade, mari, spécialiste — une amitié solide a fini par les unir. Elle prononce seulement quelques mots : « *Je voudrais dire quelque chose maintenant. Je ne l'ai jamais dit jusqu'ici. C'est mon anniversaire demain. Je voudrais qu'on boive à mes cinquante ans. Si vous saviez ce que j'ai voulu les avoir, mes cinquante ans !* »

Pierre a 17 ans et un ostéosarcome, une tumeur de la jambe

mortelle à l'époque en deux ans dans 90 % des cas. L'amputation nécessaire est acceptée avec résignation.

Quelques mois plus tard, comme il arrive souvent, des images anormales apparaissent dans les poumons à l'examen radiographique, témoignant de la présence du cancer à ce niveau : les cellules de la jambe se sont propagées, elles ont « métastasé ». Pierre a quelque difficulté à respirer, on le soigne comme on peut, de la moins mauvaise manière possible, avec des médicaments.

Il est fatigué, vomit pendant le traitement qui a lieu tous les mois et qui dure quinze à dix-huit mois. Dans l'ensemble, cependant, il le supporte avec ce que les médecins appellent dans leur jargon « une assez bonne tolérance » et tout se passe plutôt bien. Les rapports médecin-malade sont bons ; ils témoignent de leur accord tacite, pacte contre le diable, contre cette pourriture qu'est la maladie cancéreuse. Le malade entre à l'hôpital quatre à cinq jours toutes les cinq à six semaines, puis repart chez lui, vivant au rabais, à l'économie, sans travailler, sans faire aucun excès, mais vivant quand même.

Bientôt son état se détériore. Il est de plus en plus fatigué. Il a de plus en plus de mal à respirer. On est obligé de l'hospitaliser chaque fois un peu plus longtemps, puis finalement de le garder à l'hôpital. Il commence à souffrir. On le calme. D'abord avec de l'aspirine. Puis avec de la morphine. A petites doses au début, car elle ne déprime pas seulement le centre de la douleur mais aussi le centre respiratoire et le malade respire déjà difficilement.

Les nuits commencent à devenir blanches de douleur. Un matin, la souffrance lui arrache des cris. Deux ampoules de morphine ne le calment pas. Les cris, entrecoupés de gémissements, traversent la porte de la chambre.

Le médecin n'y tient plus. Il entre, Pierre l'insulte : « *Salaud ! Docteur, vous m'aviez pourtant dit que vous me guéririez. J'ai mal.* »

Le médecin demande à l'infirmière un flacon de sérum dans lequel il ajoute un bon nombre d'ampoules et commence à injecter le mélange goutte à goutte. Le malade continue ses invectives devant les infirmières, les aides-soignantes :

« *Salaud... ordure. Tous les médecins se valent, ils vous laissent tomber quand vous avez mal. Moi, je vous aimais bien, docteur. J'ai eu tort de vous faire confiance. Salaud...* »

Le médecin accélère le débit du sérum. Pierre respire de plus en plus difficilement, il commence à suffoquer. Une infirmière — elles sont toutes dans la chambre — ralentit le débit de la perfusion, en regardant le médecin d'un œil implorant.

Le malade : « *Je ne peux plus respirer. J'ai mal. Vous ne voyez pas que j'étouffe ?* »

Le médecin va à la fenêtre, l'ouvre — c'est en hiver, il fait froid : « *Respire fort, tu vas voir, tu vas aller mieux...*

— *Non, c'est trop dégueulasse. J'ai mal. Je n'en peux plus.* »

Une autre infirmière essaye à son tour de ralentir le débit du sérum. Le médecin l'en empêche, cruel. Les injures pleuvent, hachées par l'asphyxie : « *Salaud ! Je ne veux plus vous voir. Foutez le camp. Assassin. Boucher. Ordure... !* »

Il arrive au médecin de fermer les yeux sous les coups.

La moitié du flacon est passée. Les cris du malade s'espacent, la voix baisse : « *Maintenant cela va un peu mieux. Oui, c'est mieux. J'ai moins mal. Je me sens mieux. Excusez-moi, docteur, pour ce que je vous ai dit tout à l'heure. Je ne le pensais pas. Je vous aime tous bien ici, les infirmières et vous.* »

Il devient calme, s'endort la tête tournée vers la fenêtre, vers le ciel vide et gris de l'hiver, le dernier coin de ciel qu'il allait voir, au-dessus des toits parisiens.

La perfusion est laissée au même débit. Il meurt deux heures plus tard. A voix basse, une infirmière dit à une de ses collègues en s'écartant du médecin : « *Il devrait demander pardon au bon Dieu !* »

Et le médecin qui l'a entendue : « *Si j'étais croyant, mademoiselle, je le ferais...* »

Marie-Christine a 13 ans. Une leucémie l'abat brutalement en plein hiver, mais le traitement institué est efficace, son état s'améliore, sa vie redevient normale. Elle est dans cet état de guérison apparente qui précède souvent une rechute : la rémission ou la maladie au secret. Il faut de temps à autre lui transfuser du sang, lui donner des médicaments. Elle vit comme cela pendant des années. Elle est veillée en permanence par sa mère dont la voix parfois guillerette cache l'inquiétude permanente.

Les années s'écoulent ainsi, avec les heures d'école, certaines très attendues, les cours de mathématiques en particulier, matière où Marie-Christine est très brillante, et les autres presque redoutées, où elle l'est moins ; avec les semaines de vacances passées à faire du bateau, du tennis, du cheval, parfois entrecoupées d'une ou deux journées de lit à la maison. Alors, assis autour d'elle, maman et le médecin en profitent pour bavarder un peu, tandis que Marie-Christine, trop fatiguée pour lire, regarde la télévision. Elle raffole des chanteurs à la mode.

La petite fille, avec les années, a fini par devenir une jeune fille, dont chacun commence à croire qu'elle est sauvée. Mais un matin, sa mère, la belle voix enjouée cassée par la tricherie de l'existence, téléphone pour dire qu'elle n'entendra plus désormais rire sa fille.

Pourquoi faut-il que son médecin se souvenant d'elle devant son poste de télévision ressente chaque fois un peu de tendresse pour tel petit chanteur à la mode, ridicule et gesticulant, que Marie-Christine aimait tant... Il ne saura jamais, ce chanteur, que grâce à cette merveilleuse petite fille, il a franchi un moment, il y a déjà plusieurs années, les marches de la scène, pour aller, comme on dit dans son métier, vers les sièges du paradis...

Jean-Philippe, 45 ans, est journaliste. Il tousse depuis plusieurs mois. Il consulte un médecin. Radios. « *Vous fumez ?*

— *Oui.*

— *Combien ?*

— *Je ne sais pas, quarante peut-être.*

— *Vous avez un kyste au poumon. Il faut vous opérer.*

— *S'il le faut...* »

On l'opère. On est au mois de février. Pour sa convalescence, il part avec son fils à Megève. Au bout de quelques jours, il a de la fièvre, forte grippe. La toux recommence. On l'hospitalise à Lyon. Il entend dans le couloir les médecins parler « d'intervention pour rien... » Il revient à Paris, va voir « son » médecin : « *Vous ne me l'avez pas enlevé mon morceau de poumon !*

— *Si.*

— *Non !*

— *Votre lobe pulmonaire avec son kyste, monsieur, je l'ai eu dans le creux de la main.*

— *Eh bien, docteur, ma main vous l'avez aussi dans la vôtre, mais c'est la dernière fois ! Au revoir, docteur.* »

Il va voir un autre médecin, raconte sa maladie, montre les radios : « *Alors, docteur ?*

— *Vous avez un cancer.*

— *Heureusement !*

— *Pourquoi heureusement ?*

— *Si vous ne me l'aviez pas dit, je ne restais pas deux minutes de plus. On m'a mené en bateau...* » Et il raconte : le chirurgien qui l'a ouvert et refermé, le médecin qui lui a menti, puis son oncle, grand spécialiste de chirurgie, qui l'a averti. Et d'autres pneumologues, qui lui en ont alors donné pour un mois.

« *J'en ai pour un mois, docteur. J'ai un fils et je suis divorcé ; j'ai un journal. Je dois régler la suite de ma vie pour qu'elle continue quand je ne serai plus là. Il me faut deux mois.*

— *Vous les avez.* »

Le médecin fait un pari. Le cancer est très avancé : la durée de vie moyenne en pareil cas est, après le diagnostic, de quatre mois, quatre mois et demi, parfois moins, et le délai est presque écoulé. Mais le médecin ne peut pas faire autrement. Il faut parier au jeu de la vie, et gagner. Un traitement est mis en route immédiatement, qui va le fatiguer un peu, mais qui lui permettra de survivre.

Un mois et demi plus tard : « *Tout est réglé,* dit-il, *maintenant c'est du rab...* »

La communion de son fils, il y assistera aussi. Mais, début juillet, son foie lui fait mal : « *Toujours la vérité, docteur. C'est le cancer ?*

— *Peut-être...*

— *On soigne ?*
— *On soigne.* »

Il est très fatigué. Et le 14 juillet au matin, il est transporté d'urgence en clinique pour douleurs et hémorragies.

Le malade : « *C'est pour aujourd'hui ?* » Le médecin : « *Pas encore.* »

La famille réunie, mère, femme, frère, sœur, oncle médecin : « *Maintenant qu'il n'y a plus rien à faire, docteur, — il a fini ce qu'il voulait — foutons-lui la paix, laissons-le mourir.*

— *Peut-être...* » Le médecin s'en va, rencontre un ami de Jean-Philippe : « *Vous êtes son ami. Je viens de voir la famille, elle pense qu'il faut tout laisser tomber. Elle a raison, mais cela m'embête un peu de le voir mourir comme ça, affaibli, presque comme une loque, en clinique.*

— *Qu'est-ce que vous proposez ?*

— *Si on essayait de lutter une dernière fois ? Quelques jours de survie, peut-être. Qu'il ne meure pas dans des conditions aussi moches.*

— *Allez-y, docteur.* »

Une réanimation est mise en route, des transfusions, des antibiotiques. Le soir il va un peu mieux. Il fait sortir tout le monde pour confier au médecin : « *Docteur, contrat tenu, merci ! Vous avez fait votre travail, moi le mien. Tenez, je vous ai fait apporter un disque. N'écoutez pas la première face, c'est de la politique et on n'est pas d'accord. Seulement la seconde.* » C'étaient les poèmes de Fresnes écrits par Brasillach dans la nuit qui précédait son exécution. Paroles bouleversantes d'un homme près de la mort :

> « S'approche l'oiseleur avec son sac au poing,
> « Ma vie est un oiseau aux filets du chasseur... »

Le lendemain, coup de téléphone affolé de la clinique : « *Il veut rentrer chez lui. Il est fou !* »

Le médecin : « *Il a raison.*

— *Comment docteur ?*

— *Oui, qu'on lui trouve une infirmière.* »

Il rentre. On va le voir chez lui. Il lui restait encore quelque chose à faire : léguer la maison qu'il habite en ce moment à son fils, en la donnant à son ex-femme et à son nouveau mari. Il les invite tous à déjeuner et fait ainsi connaissance du nouveau père de son enfant. Le soir, tout est bien. Quelques jours après, de nouveau, dialogue privé avec le médecin :

« *Docteur, tout a été bien jusque-là. Mais maintenant ma vie ne sert plus à rien. J'ai mal, ma mère est fatiguée, ma femme ne peut pas partir en vacances avec son fils, mon frère est venu de l'étranger et il a quitté son travail, ma belle-sœur me veille sans dormir. Bref, j'emmerde tout le monde, famille, infirmières, amis. Vous ne respectez plus votre contrat, docteur.*

— *Donnez-moi encore un ou deux jours, monsieur, puis nous déciderons.*

— *D'accord.* »

Le lendemain soir il fait sortir tout le monde : « *C'est décidé, j'ai passé une trop mauvaise journée, je dépends de vous, respectez votre parole.* »

Le médecin va alors préparer lui-même dans un flacon le mélange de drogues qui va endormir le malade, sous les yeux de l'infirmière. On le pique. « *Adieu docteur* », dit-il, en prenant sa main dans les siennes.

C'était dans les derniers jours de juillet. Il n'aura pas vu, comme il l'a écrit, « *l'herbe semée pousser dans son jardin* ».

Christophe a 5 ans. Lorsqu'il vient consulter, son œil droit est caché par une volumineuse tumeur de l'orbite qui limite sa vue au seul œil gauche. Sorte de cyclope asymétrique, il comprend mal pourquoi les camarades qu'il rencontre semblent à peine le reconnaître et s'écartent parfois sur son passage. A sa mère, enceinte de six mois, et qui le tient par la main, on explique : « *Il faut tout tenter.*

— *Bien sûr.*

— *Mais ça veut dire de la fatigue, des vomissements, des nausées, des journées d'hospitalisation, des nuits (vous pourrez rester avec lui) et l'association de deux thérapeutiques " agressives " : les rayons et les médicaments, qui s'appellent plus exactement la radiothérapie et la chimiothérapie.*

— *D'accord. Pour tout. Je l'aiderai. Pourvu que je le garde. Je ne veux pas qu'il s'en aille.* »

Alors on commence. On irradie toute la partie du crâne qui entoure cet œil qui ne voit plus et on démarre en même temps, sans attendre, les injections de produits : séances de rayons cinq jours par semaine, séances de perfusions veineuses cinq jours par mois. Entre deux phases du traitement, la mère va trouver son accoucheur, patron d'un service hospitalier : « *Je devrais accoucher dans trois semaines, juste au moment où Christophe aura besoin de moi...*

— Bien madame. Vous accoucherez cette nuit. »

Après trois mois, la tumeur a diminué de volume. Derrière cet amas de chair, les paupières s'entrouvrent, l'œil réapparaît et revient peu à peu à la surface, bleu comme ceux de sa mère. Il faut continuer inlassablement. Il accepte. Elle aussi. Malgré le « mal de mer », comme dit le gosse, des médicaments qui lui donnent la nausée. On les hospitalise tous les deux toutes les cinq semaines, pour cinq jours, et ainsi pendant des mois.

La tumeur a presque disparu, mais l'œil demeure clignotant, larmoyant, et Christophe n'enlève qu'à regret, quand le médecin le demande, ses lunettes à verres foncés. Cela dure des mois encore.

Entre temps, la mère aux aguets, toujours souriante — sourire d'apparence, diront certains, mais qui dira la grandeur de ce sourire affecté, de cette politesse profonde qui est simplement la dignité ? — la mère est allée demander conseil ailleurs, au cas où... « *Si vous voulez. Mais ça n'ajoutera rien.* »

Elle va. Elle revient. Elle a fait confiance, elle ne se reprendra pas.

Après deux ans, on pourra enfin passer à un traitement moins éprouvant. On se contentera de faire chaque semaine, sur chaque bras et sur chaque cuisse alternativement, des scarifications de la peau sur lesquelles on déposera quelques gouttes de B.C.G. pour renforcer les défenses naturelles de l'enfant contre cet « autrui » qu'est le cancer. Ni lui ni sa mère ne manquent une seule séance de traitement pendant cinq ans. Chaque fois qu'il part en vacances, il envoie des cartes postales à ses infirmières et à son médecin. Il travaille bien à l'école. Après sept ans, lorsqu'ils reviennent tous deux à la consultation, le médecin déclare alors, peut-être un peu trop sèchement : « *Eh bien, maintenant, Christophe, je crois que tu es guéri.* »

L'enfant se contente de remettre ses lunettes sur son œil encore un peu plissé et qui ne verra jamais tout à fait comme l'autre, la moitié du monde embrouillée lui rappelant la pénible vallée traversée. Et la mère qui pendant sept années a gardé le même visage clair, souriant, presque gai, presque sans rides, se met pour la première fois à pleurer. Les premières larmes depuis le début de la maladie de son fils : « *Excusez-moi docteur, je ne sais pas ce qui m'arrive, mais aujourd'hui...* » Puis, se reprenant, gentiment : « *Christophe, dis au revoir au docteur.*

Au revoir, monsieur... »

Enfants guéris, bref coin d'azur : Christophe, dont la mère fera dire au médecin par l'infirmière qu'il est troisième à l'école. Alexandre, le garçon grec qui revient montrer triomphalement à Paris le diplôme de meilleur élève de la ville délivré par le maire d'Athènes. Maria, Grecque aussi, toujours timide, dont le père vient tous les ans embrasser son médecin parisien en collant trois fois sur ses joues une joue rendue râpeuse par le voyage. Pierrette, la petite Rémoise qui a réussi à grandir, à se marier, à donner naissance à deux enfants. Valérie, l'Autrichienne, qui semble venue droit de Schönbrunn pour faire la révérence sous les yeux éblouis de sa jolie maman. Alexandra, Américaine de Paris, qui aide aujourd'hui sa mère à élever deux petits frères, nés parce que leur sœur est guérie. Enfants guéris... De plus en plus, heureusement, et pourtant si peu nombreux...

Andrée a 19 ans. Elle a toujours vécu à la campagne. Il y a un an elle a commencé à avoir mal au genou parce qu'elle avait trop dansé. La douleur a disparu, puis elle est revenue et Andrée a fini par s'en inquiéter. Elle est allée voir un médecin qui a fait des radios. C'était une tumeur.

« *Ce n'est rien, on va guérir ça avec des rayons...* »

A raison de cinq à six séances par semaine, donc presque chaque jour, le traitement dure près de deux mois. Andrée le supporte à peu près bien. Ensuite, il faut continuer à voir le médecin et surveiller les poumons.

« *Pourquoi ? Je me suis toujours bien portée,* dit Andrée. *Je n'ai jamais rien eu aux poumons. Il m'est déjà arrivé d'être enrhumée, mais enfin ce traitement a dû m'affaiblir...* »

Un jour, la radio est mauvaise. Il y a une tache sur le poumon droit. Il faut qu'Andrée aille se faire traiter à Paris. Elle y va. Pour soigner ses poumons, il faut à date fixe, quatre à six jours de suite, recevoir des médicaments qu'on injecte par une veine du bras. Le traitement la fatigue et surtout lui fait perdre ses cheveux. Elle marche avec difficulté. Elle a besoin d'aide : un bras ou une canne. Elle accepte tout. Avec son beau visage lisse aux traits simples, ses yeux clairs, sa bouche bien dessinée, elle avait dû en faire des ravages dans les bals du samedi soir et peupler les rêves de ses compagnons d'un soir !

Maintenant elle vient régulièrement à Paris. La tache au poumon n'augmente pas. État stationnaire. On commence à envisager — devant elle — de l'opérer, d'enlever le poumon. « *Non !* » Elle refuse, net. Le médecin, patient, insiste un peu plus chaque fois. Elle est sur le point d'accepter. Elle marche de plus en plus mal. Elle ne peut plus du tout se servir de sa jambe, brûlée par les rayons. Et un autre médecin, qui l'a prise en affection plus qu'en pitié, lui dit : « *Puisque votre jambe ne vous sert plus à rien, vous devriez presque en profiter pour la faire opérer aussi.*

— *Vous n'êtes pas bien !* » lui lance-t-elle, furieuse.

De toute façon, il est trop tard. Un mois après, des images de tumeurs envahissent les deux côtés. Il n'est plus possible d'opérer : il faudrait enlever les deux poumons...

On l'hospitalise. Elle a de plus en plus mal au genou, qui se gangrène, se nécrose, pourrit et prend un tel aspect, ignoble, noirâtre, qu'on le cachera à sa vue, protégé par un cerceau qui fera écran. C'est elle maintenant qui va demander, parce qu'elle souffre trop, qu'on lui enlève cette jambe depuis longtemps inutile. On fait venir le chirurgien. A quoi bon ? De toute façon on ne la guérira plus, et l'état des poumons rend l'anesthésie difficile. Mieux vaut la calmer au maximum.

Alors, Andrée : « *Maintenant qu'on ne veut plus opérer ma jambe, je sais que je suis perdue.* »

Les médecins décident d'appeler à nouveau le chirurgien : « *On te demande quelque chose de difficile. Une opération inutile sur le plan médical* (la malade est condamnée), *risquée* (elle peut ne pas supporter l'anesthésie), *mais — comment dire — morale, il n'y a pas d'autre mot. Elle se saura condamnée si on ne l'opère pas.* »

Le chirurgien hésite. « *Va la voir,* lui dit-on.

— *Pourquoi ? Pour me faire de la peine ?*

— *Non, pour faire ton métier.* »

Il y va. « *Et si elle meurt sur la table ?*

— *Je sais, c'est pourquoi on a un peu honte de te demander cela. Mais tu l'as vue.*

— *D'accord, si l'anesthésiste accepte de l'endormir.* »

Pourtant l'opération ne servirait à rien : ce n'est même pas une opération contre le cancer, c'est une opération contre le désespoir.

Andrée a presque un sourire après la visite du chirurgien. C'est samedi. L'opération est fixée au lundi matin. Elle reçoit sa famille le dimanche, apaisée à l'idée d'être soulagée et, peut-être, de revivre un peu. Le lundi matin, on la laisse donc à jeun en prévision de l'intervention. A midi, personne ne l'a réclamée au bloc opératoire. L'opération avait été « décommandée » samedi après-midi par la décision conjointe d'un médecin et d'une anesthésiste qui avaient estimé que cela ne valait « pas la peine » de courir un tel risque. Quel risque ? Le risque de l'euthanasie ? Belles âmes !

Un des médecins qui s'étaient souciés de la faire opérer manifeste son dépit, sa fureur. « *De quoi se mêle-t-il celui-là ?* dit la surveillante de service. *Ce n'est pas « sa » malade...* » Il va voir Andrée, lui ment, assure que ce n'est que partie remise pour le lendemain, qu'on va la préparer dès maintenant pour l'intervention. Une perfusion veineuse est mise en route, qui calme complètement ses douleurs. Lorsque le médecin revient, le soir vers dix heures, elle ne dort pas, malgré des doses considérables de morphine et autres calmants — ce qui prouve qu'elle aurait pu supporter l'anesthésie.

Alors ils bavardent, la malade qui ne va pas guérir et le médecin qui ne va pas la guérir, pendant deux à trois heures. De tout : de leurs enfances, de son métier — elle était secrétaire et elle pourrait encore l'être, dit-elle, puisqu'il lui reste ses dix doigts —, des médecins qui ne parlent jamais, ou qui parlent trop vite, des infirmières qui sont gentilles... Bavardages intemporels avant que la porte ne se ferme sur Andrée, bavardages de la nuit, refuge des solitudes où le temps a parfois l'air de s'arrêter.

« *C'est vrai qu'on m'opère cette fois ?*

— *Oui, oui...* »

On parle de la possibilité de prothèse (mot horrible qui écorche l'oreille et qui a une odeur mécanique), une sorte de nouvelle jambe avec laquelle elle pourra marcher et rêver, danser peut-être...

« *Vous croyez ?*

— *Pourquoi pas. Qu'est-ce que vous aimiez danser ?*

— *Le jerk. Vous connaissez ?*

— *Oui, mais je ne sais pas le danser.*

— *Je vous apprendrai.* »

Puis, le sourire d'Andrée s'éteint en même temps qu'elle s'endort. Pour toujours.

Sandra a 4 ans et une leucémie aiguë inguérissable. Sa mère l'apprend. Elle décide sur-le-champ d'offrir à son enfant toutes les heures qui lui restent à vivre, prévient son employeur par téléphone, décommande tous ses rendez-vous et se met au service de Sandra. Elle partage sa chambre à l'hôpital, puis à la maison, ne s'absente qu'en cas de nécessité absolue, emmène l'enfant à la mer dès qu'une rémission le permet. Elle finit par installer un hôpital à la maison, où un médecin et une infirmière se relaient parfois quotidiennement, mais où elle, la mère, garde le rôle d'infirmière principale, surveille les perfusions, nettoie, nourrit, parle, veille sur sa petite fille, à chaque heure prête, présente pour tous les soins et toutes les demandes, à la seule exception des piqûres qui lui font toujours détourner la tête. Le père va chercher l'infirmière, les médicaments, les flacons de sang, en dehors et pendant ses heures de travail. Mais le frère de Sandra est un peu délaissé, le bonheur d'un foyer a disparu. Un enfant va de toute façon être sacrifié, soit par la maladie, soit à la maladie.

Comme Sandra a perdu ses cheveux et que son visage n'a plus la beauté qui faisait que, sur elle, dans la rue, les passants se retournaient (« *La beauté,* disait Cocteau, *finit par atteindre même ceux qui ne s'en rendent pas compte* »), elle évite de se regarder dans une glace et refuse qu'on l'appelle par son prénom. Elle choisit le nom d'un petit oiseau dans lequel elle doit se croire momentanément incarnée. Elle redeviendra Sandra plus tard. Quand ?

Un après-midi, auprès d'elle, la famille réunie bavarde : telle infirmière est adorable, telle surveillante une « peau de vache »... Ce n'est pas de sa faute, elle est laide. — Oui, mais on peut être laide et avoir du charme. — Alors on n'est plus tout à fait laide, etc. Babillages... Sandra écoute, donne son avis, approuve. Elle connaît toutes les infirmières, les laborantines, les médecins. Et on demande : Sandra, comment sera-t-elle plus tard ? Je me demande quel genre de nana ce sera, quand elle sera grande ?

« *Moi,* répond Sandra, *je serai jamais grande !* »

Le silence. Impossible d'enchaîner, de répondre. C'est elle qui va reprendre : « *Allez, la télé !* »

Vivre, pour un enfant, c'est devenir grand, c'est pouvoir être assis sur une chaise en touchant le sol avec ses pieds, c'est manger à table avec les grandes personnes, c'est payer place entière dans le train, c'est s'habiller comme maman, marcher comme maman, se maquiller comme maman ou jouer au football comme papa. *Je ne serai jamais grande.* Elle savait.

Nouvelle rechute. Elle voudrait voir encore une fois la mer, le sable, les vacances. C'est devenu sa seule exigence, son antienne, son idée fixe. Mais elle est au lit avec de la fièvre, des hémorragies, une infection pulmonaire, c'est encore impossible. Et elle a besoin d'oxygène, et il faut la perfuser, c'est-à-dire maintenir une aiguille en permanence dans le bras ou la jambe pour lui donner des antibiotiques, du sérum, des globules blancs, du sang. Elle n'en peut plus d'être attachée, supplie qu'on la libère.

Pour éviter que la sonnerie de l'entrée ne la réveille, une clé de la maison a été confiée au médecin. Il vient, une nuit, et monte dans la chambre pour y trouver l'image réunie de la beauté et du malheur. Côte à côte, allongées sur le lit, deux femmes dorment : la fille aux cheveux noirs, la mère aux cheveux d'or, le visage légèrement tourné l'une vers l'autre. Leur seul moment de repos...

Elles vont se réveiller et le calvaire va recommencer. Jusqu'au soir. Jusqu'au soir où le médecin, appelé en hâte pour Sandra qui ne le réclamait jamais et lui parlait à peine, trouve dans la chambre un seau et une pelle : « *Tu vois, dans deux jours je pars à la mer avec mes parents. Aussi aujourd'hui je me suis fait des muscles.* » (Elle a un peu remué ses jambes dans le lit.)

Il fait nuit, le petit chien de la maison qui n'était pas entré dans sa chambre depuis des mois, ne la quitte plus depuis deux jours. Elle a mal au ventre. On la soulage. Elle a un peu de mal à respirer. Puis encore plus mal. « *Maman, prends-moi dans tes bras.* »

On va chercher son père. Assise sur les genoux de sa mère, la tête contre son cœur, elle continue à vivre, bercée en permanence par le mot « amour » qui résonne doucement sur sa respiration.

Et soudain, la mère en pleurs : « *Sandra ! Je ne sens plus rien, docteur, je ne sens plus rien. Sandra, elle n'est plus là. C'est comme si son corps n'était plus là...* »

Deux heures plus tard, à côté du lit où, tout en blanc, le corps de Sandra n'attend plus rien, la mère dit : « *Maintenant, elle devrait s'envoler comme un oiseau...* »

Mères devenues folles, mères dont la vie ne sera plus jamais comme avant, avec dans le cœur cette tristesse qui leur fait mesurer le véritable poids des choses. Mère roumaine, qui avait dit ne pas pouvoir survivre à sa fille et qui s'est tuée un quart d'heure après. Mère française, qui a avoué ouvrir avec effroi les journaux chaque matin de l'année qui a suivi la mort de sa fille, craignant qu' « ils » aient trouvé un peu trop tard le remède qui l'aurait sauvée. Mère italienne, qui faisait le chemin à pied, matin et soir, de son hôtel à l'hôpital, pour faire cuire les spaghetti réclamés par son fils. Mère yougoslave qui restait tout le jour derrière la vitre d'une chambre stérile pour lire à sa fille des histoires et des contes de fées. Mère turque, qui demeurait silencieusement derrière la même vitre, se contentant de regarder vivre son fils de vingt ans. Mère grecque, qui avait tout sacrifié pour soigner son enfant, même la ferme de famille, et dont le mari est maintenant docker au Pirée. Mère parisienne, qui partait silencieusement au cabinet de toilette se maquiller pour effacer les pleurs qui auraient pu inquiéter son enfant. Mère portugaise, toute vêtue de noir et qui, perdant son fils de vingt ans, disait : « *Dans toutes les langues, il y a un mot pour dire qu'on a perdu un père : on est orphelin. Un mari : on est veuve. Il n'y a pas de mot pour dire qu'on a perdu un enfant, tellement ce n'est pas naturel...* »

Mères dont la blessure jamais cicatrisée est toujours prête à saigner, mères des « *4 %* » comme disait le ministère de la Santé de la République française. « *On ne fait jamais le poids en face d'un enfant qui meurt* », a écrit Jean-Paul Sartre.

François est venu, accompagné de son père. Il a 18 ans, les cheveux très longs, le lobe d'une oreille percé d'un petit anneau ; il a passé ses dernières vacances en Inde.

On vient de lui enlever un testicule et il existe des images anormales au niveau d'un poumon : le cancer s'est déjà généralisé. Prenant le médecin à part, le père explique que François ne sait pas la vérité et qu'il ne faut surtout pas la lui révéler. Le médecin fait valoir que le traitement est astreignant, amoindrissant, et que son côté le plus mutilant — la perte des cheveux — ne pourra pas être accepté sans certaines explications par un garçon qui les porte jusqu'aux épaules.

Le père, un peu dépassé par l'exotisme et la maladie de ce fils qui lui échappe de tous côtés, accepte. Tout au long de la maladie de son fils, il manifestera ce mélange d'incompréhension et d'efforts de compréhension qui donne parfois à la douleur paternelle une étrange dignité.

Une explication a donc lieu entre le médecin et le malade : « *Vous avez une maladie grave. Ce n'est pas pour rien qu'on enlève un testicule.*

— *Alors qu'est-ce que j'ai ?*

— *C'est difficile à expliquer. Vous avez une tumeur embryonnaire du testicule, c'est-à-dire une tumeur qui, si on la regarde au microscope, est composée de cellules embryonnaires analogues à celles qui existent chez l'embryon. Mais une tumeur qui, si on envisage son développement et son évolution, risque, justement parce qu'elle est composée de cellules très jeunes, d'essaimer dans tout l'organisme.*

— *Alors, ce n'est pas dû à un virus ?*

— *On n'en sait rien. En tout cas pas à un virus que vous auriez attrapé en Inde.* »

Pour la première fois, il a l'air soulagé : le virus attrapé en Inde, c'est ce qu'on lui avait raconté après l'opération. Le médecin poursuit : « *Si on les regarde au microscope, ce sont des cellules apparemment normales. Si on envisage leur devenir, ce sont des cellules sans foi ni loi, qui peuvent aller créer ailleurs d'autres tumeurs. C'est pourquoi on traite ce genre de tumeur comme des cancers.*

— *Alors ?*

— *Alors, il faut vous traiter. D'autant qu'il y a quelque chose d'anormal au niveau du poumon.*

— *C'est quoi, le traitement ?*

— *C'est un traitement médical, qui va exiger de vous un effort sérieux. Considérable. Vous allez être fatigué. Vous allez perdre vos cheveux. Vous devrez revenir à l'hôpital tous les mois, pour quelques jours.*

— *Je vais perdre tous mes cheveux ?*

— *Oui.*

— *Quand ?*

— *Dans quatre à six semaines.*

— *Bon, je vais voir.* »

Il retourne à son lit d'hôpital. Sans un mot. Il le quitte volontairement une heure plus tard en signant sa pancarte, c'est-à-dire en partant de lui-même sans l'autorisation des médecins.

Il revient deux jours plus tard, le lundi. Le traitement

commence. La première étape est de six jours. Puis il part et reparaît quatre semaines plus tard le crâne rasé. Il a préféré faire lui-même ce que les médicaments auraient provoqué.

Les mois se succèdent. Hôpital. Repos. Hôpital. Repos. Il s'est créé une sorte d'automatisme thérapeutique. Malade et médecin échangeant des banalités. Le médecin demande un jour à une des infirmières d'essayer de savoir ce que croit François. Tout en le traitant, elle lui demande avec une intelligente désinvolture : « *Mais, quelle est donc la maladie pour laquelle on vous soigne ?*

— *Ben, moi, je crois que j'ai un cancer. Mais mon médecin, il n'en est pas tellement sûr !* »

Repos. Hôpital. Il vient maintenant accompagné d'une jeune fille brune, Pascale, 17 ans, sourire moqueur, yeux noirs qui interrogent. En août, il demande à aller à la campagne. On le laisse partir. Il revient, un peu bronzé, parle de rejoindre aussitôt que possible l'Auvergne où il a, avec des copains, dans une espèce de communauté, aidé à retaper une vieille belle maison du temps passé. « *Si j'étais resté à Paris, j'aurais glandé et j'aurais continué à fumer et à débloquer.* »

Puis, malgré le traitement, malgré l'assiduité de François, la respiration devient courte, les lésions s'étendent sur les deux poumons. Il commence à se décourager. Le regard noir de Pascale se fait plus triste, elle sourit moins.

On demande à François : « *On t'a toujours dit la vérité. Si cela va beaucoup plus mal et si ta vie est menacée, est-ce que tu veux qu'on te le dise ?* » Dénégation silencieuse de la tête, catégorique.

Bientôt il faut l'hospitaliser. Il a très mal à la tête. Puis il se paralyse. Seule, une irradiation du crâne, intense et désespérée, peut améliorer son état. Elle est tentée. « *Et après,* demande-t-il, *si ça va mieux est-ce que je pourrai partir quelques jours ?* »

Dans sa chambre qu'elle partage avec lui, Pascale — dans la grisaille hospitalière il y a parfois ainsi un havre de grâce, refuge des amants — Pascale laisse aller son cœur et ses pensées. « *L'amour, la mort, la même sonorité, presque le même mot. Du reste, c'est la même chose, les véritables amours sont faites pour mourir. Si un amour ne meurt pas, ce n'est pas de l'amour. Il y a des minutes de bonheur, il n'y a jamais une vie de bonheur, il n'y a pas d'amour heureux...* »

Des copains plus ou moins hippies viennent aussi voir François. Parmi eux, un garçon de trente ans à col roulé, dont on apprend plus tard que c'est un prêtre, un dominicain. Mais comment le savoir, maintenant que les prêtres sont banalisés, comme on dit des gendarmes ? « *Appelez-moi Dominique* », demande-t-il. Il est content de ce service qui le réconcilie un peu avec le milieu hospitalier.

Il demande : « *Si cela allait mieux, est-ce qu'il pourrait partir quelques jours ?*

— *Oui, mais pas seul.*

— *On prendrait une voiture et on irait ensemble.* »

Trois jours plus tard, François va mieux. La paralysie a régressé, sa tête ne le fait plus souffrir.

« *On peut partir ?* demande Pascale.

— *Oui, mais vite. Où allez-vous ?*

— *Je ne sais pas. Il veut voir la mer. On va aller sur la mer du Nord, sur une petite plage. Dominique a loué une voiture.* »

Ils sont partis, les copains, Dominique, Pascale et François. Salut, le petit prêtre ! Grâce à lui, François aura pu voir la mer, le rêve de tous les malheureux, les déshérités, les pauvres, le désir de tranquillité des malades, la liberté de Baudelaire, les sanglots de Rimbaud, l'azur de Mallarmé, et l'infini, sans doute, de Dominique, grâce auquel François aura pu goûter une dernière fois ce que n'a pu voir la merveilleuse Sandra : l'eau bleue, les vagues et l'horizon.

Il revient rasséréné par ces quelques jours passés dans le Nord. Puis, de nouveau, tout va mal. De plus en plus mal. Un soir, il demande à parler au médecin. Celui-ci est averti : c'est pour lui parler de la mort.

« *Ça te fait peur ?*

— *Pas tellement.* »

Regard vers le prêtre : « *Moi, je n'ai rien à dire.* »

Et François : « *Faut pas m'en vouloir, mais j'y ai jamais cru. Ce n'est pas maintenant, pour m'arranger, que je vais changer...* »

Le prêtre acquiesce : « *Tu as raison* », rendant ainsi sa pureté au mot préféré des philosophes.

Le médecin reprend : « *Si tu étais certain de devoir mourir, qu'on ne puisse pas te guérir, si tout espoir était pour ainsi dire perdu, qu'est-ce que tu souhaiterais ? Arrêter tout de suite ou continuer un peu ?*

— *Continuer un peu.* »

Le médecin : « *Vivre un mois, trois semaines, une semaine de plus, ça vaut la peine, non ?* »

François : « *Oui. Ça vaut la peine. Pour Pascale...* »

Le lendemain, avec l'accord de Pascale, la souffrance était telle qu'il fut décidé d'y mettre fin.

Marie-Juliette a 24 ans et habite les Pyrénées. Elle est fatiguée depuis quelques semaines. Elle dont le teint de rose faisait envie à son entourage voit le miroir lui renvoyer chaque jour une image de plus en plus pâle. Elle ne s'inquiète que lorsque, épuisée, sujette à quelques vertiges, elle s'aperçoit qu'elle a de la fièvre. Elle téléphone à un médecin ami qui lui dit de faire un examen du sang. Elle se rend chez le spécialiste de la ville qui lui demande, lorsqu'elle vient chercher les résultats le lendemain, un nouvel examen, plus pénible, de la moelle osseuse : piqûre dans le sternum, un peu douloureuse, surtout lorsqu'on aspire les quelques gouttes de moelle osseuse qu'on va examiner au microscope : « *Après un examen pareil, c'est que ça peut être grave, docteur ?*

— *Ça peut.*

— *Je voudrais savoir vite.*

— *Revenez en fin d'après-midi.* »

Lorsqu'elle revient : « *Alors, docteur, c'est grave ?*

— *Assez.*

— *Dites-moi toute la vérité. J'ai besoin de savoir.*

— *Promis.*

— *C'est pas une leucémie ?*

— *Si.* »

Elle s'effondre. Silence d'abord. Puis larmes. « *Ce n'est pas juste. Pourquoi moi ?* » Les paroles du médecin sont insuffisantes, aucun mot ne répond à ce vent de douleur. « *On va vous soigner. Vous pouvez guérir...*

— Des blagues. Vous dites ça mais vous ne pouvez pas dire autre chose. »

Alors il se tait. Elle essuie ses yeux, qui pleurent noir sur le fin mouchoir de fil. Lorsqu'elle relève la tête vers le médecin, elle a changé de visage : la petite bonne femme acide, pétulante, apparemment insouciante s'est transformée. Le changement d'acte lui a, comme dans une tragédie antique, donné un nouveau masque.

Elle s'en va, triste, presque honteuse d'apporter le malheur chez elle où, mariés depuis peu, ils étaient si heureux sans s'en rendre compte. Au moins, c'est décidé, elle ne dira rien à son mari. La nuit est difficile, brisée, chaque fois qu'elle se réveille elle se retrouve avec étonnement : la même et plus la même, vivante, vivante... Le lendemain à midi, au cours du repas, elle n'y tient plus, il faut qu'elle lui dise : « *Jean, je voulais te dire quelque chose... Tu sais, la maladie que j'ai...*

— Je sais,

— Tu savais !

— Oui.

— Quel soulagement ! Je ne pouvais plus vivre dans cette mascarade.

— Maintenant, il faut que tu te soignes.

— Oui, et je vais peut-être guérir. Bien qu'une leucémie aiguë à mon âge...

— Tu es jeune.

— Pas assez justement. Cette forme de leucémie peut plus facilement guérir chez l'enfant. »

Elle décide, avec l'accord de son médecin, de se faire traiter dans la région parisienne. Elle est hospitalisée. Elle accepte tout, les produits chimiques qui fatiguent, les ponctions des veines et les ponctions des os pour examiner le sang et la moelle osseuse. La rémission complète est obtenue, cet état de mensonge physiologique qui fait que la maladie a apparemment disparu, qu'aucun signe n'en est perceptible, ni par la malade qui se sent en excellente forme ni par le médecin qui ne trouve aucun signe visible de l'affection. Pourtant il faut continuer, il faut même insister, traquer la maladie, injecter des produits par ponction lombaire, irradier le crâne pour tuer les quelques cellules leucémiques qui peuvent se trouver éparpillées dans le système nerveux et qui pourraient, plus tard, occasionner la rechute.

Marie-Juliette subit tout cela, devient chauve, maigrit. Plusieurs mois encore. Elle avale tous les jours des produits, en reçoit toutes les semaines dans les veines. Elle vient régulièrement, aidée par son mari qui l'accompagne sans jamais se montrer.

Une année s'est écoulée. La chimiothérapie est terminée. On passe maintenant à l'immunothérapie : puisqu'elle est toujours en rémission complète, on va stimuler les défenses de son organisme. Chaque semaine, ses bras et ses cuisses vont être soumis à des scarifications sur lesquelles on appliquera du B.C.G. en même temps qu'on injectera sous la peau des cellules leucémiques tuées par irradiation, destinées en quelque sorte à la vacciner. Elle accepte toujours, revient à la consultation, désinvolte, acide, irritante même. Une année, deux années nouvelles, passent. Elle se plaint de ne pouvoir se décolleter, d'être obligée de garder les bras couverts, de ne pouvoir s'allonger au soleil en maillot de bain : « *Quand est-ce que vous arrêterez ?*

— *Plus tard.*

— *Quand ?*

— *On verra.*

— *Vous ne savez donc pas !*

— *Bien sûr que non ! Puisque vous serez une des premières à être guérie.* »

Elle rechigne toujours. Mais elle accepte toujours.

Après quatre ans, un jour, la question : « *Est-ce que je pourrai avoir un enfant ?*

— *Oui. Mais attendez encore un peu. Vous savez les risques que vous courez — ou plus précisément votre bébé — après tous les produits que vous avez reçus ?*

— *Oui, mais je veux bien les courir.* » Alors, les mêmes médecins qui faisaient campagne contre l'avortement, interdisant aux femmes la liberté de la conception, vont s'opposer à cette grossesse qui risque de mettre au monde un enfant anormal, un monstre : « *Elle n'a pas le droit. Elle n'a pas le droit !* »

Plus tard encore, seule dans le cabinet médical, à la fin d'une visite de convenance, tant elle va bien : « *Alors, je peux ?*

— *Oui, mais...*

— *On verra bien...* » Trois trimestres plus tard, l'accoucheur de province téléphone au médecin pour dire que tout va bien. Accouchement normal. Enfant normal.

Lorsque celle qui est devenue une mère revient à la consultation, elle raconte : « *Quand je suis arrivée à l'hôpital pour accoucher, j'étais inquiète, presque terrorisée. L'arrivée de l'enfant était difficile, on m'a prévenue qu'on allait faire une césarienne. J'étais un peu rassurée. Du moins je ne verrais pas. Quand je me suis réveillée j'ai tout de suite demandé à voir le bébé, tout nu, je l'ai regardé partout, de tous les côtés, sur toutes les coutures, je l'ai touché. Et quand j'ai vu qu'il était normal, j'étais tellement heureuse ! La première chose que j'ai faite c'est de remercier le bon Dieu. La deuxième, de remercier mon médecin.*

— *Et votre mari ?*

— *C'est drôle, sur le moment, je n'y ai même pas pensé !...* »

Nicole, 19 ans, est venue ce matin à l'hôpital accompagnée d'un garçon de 20 ans, étudiant aux Beaux-Arts, avec cet air de liberté dans la vêture et dans la coiffure qu'ont parfois les garçons d'aujourd'hui : cheveux longs, barbe, pas de cravate, et le pas nonchalant. Nicole ne travaille plus, elle se soigne. Elle devrait guérir. Elle a la maladie de Hodgkin, une maladie qu'on guérit deux fois sur trois. Mais elle ne peut plus vivre chez elle. Sa mère, qui l'a parfois accompagnée, s'est toujours montrée gentille, mais maladroite.

« *Justement,* demande le médecin, *ce garçon qui vous accompagne, il est gentil. Vous l'aimez ?*

— *Oui.*

— *Et lui ?*

— *Je crois.*

— *Si on lui expliquait ?*

— *Vous croyez ?* »

Le garçon, seul avec le médecin, dit simplement son amour, son désir de vivre avec Nicole, malgré la maladie, malgré les risques, malgré l'avenir.

Quelques mois plus tard, Nicole revient seule : son fiancé est parti travailler et se reposer dans les Pyrénées.

Puis le temps passe. Nicole ne suit pas son traitement. Elle se soigne mal, elle oublie des examens, saute des rendez-vous, arrête les piqûres. Elle rechute une fois, deux fois, trois fois. Des années s'écoulent, deux, trois, quatre. La maladie a envahi son organisme. Elle ne guérira plus. Elle est fatiguée, elle a mal, elle n'a plus de cheveux, elle porte une perruque.

Qui remerciera assez les créateurs de postiches, de perruques, artisans apparemment frivoles d'un métier presque superflu, pour l'aide qu'ils apportent par leurs inventions aux jeunes femmes et aux jeunes hommes rendus chauves par la médecine... S'il leur arrive, au milieu de femmes du monde empanachées qu'ils préparent pour une soirée à l'Opéra et de bourgeoises à la langue pointue qu'ils apprêtent pour un dîner en ville, s'il leur arrive de s'interroger parfois sur la valeur de ce qu'ils font, qu'ils sachent qu'en permettant à une jeune femme malade de voir son mari ou son amant, à un jeune garçon condamné de se présenter devant sa femme et ses copains, ils leur rendent ainsi le goût de la vie.

Bientôt Nicole n'en peut plus : « *Je suis fatiguée, j'en ai marre.* »

Le médecin : « *Pourquoi te soignes-tu si mal ?* (car il avait fini par la tutoyer). *Tu vis seule ? Tu n'as personne pour t'aider ?*

— *Si.*

— *Qu'est-ce qu'on peut faire pour toi ?*

— *Rien.*

— *Alors ?* »

Alors, elle raconte, assise sur le lit, le médecin sur une chaise : « *Si vous croyez que c'est drôle de ne pas pouvoir sortir, de ne pas être comme les autres, d'être malade chaque fois qu'on boit un peu d'alcool parce que les copains vous disent : « Allons, un petit peu seulement, ça te fera pas de mal » et que si, ça fait mal. D'être éternellement fatiguée, de cacher qu'on est malade et qu'on va à l'hôpital (j'en ai amené un, une fois, ça a suffi !). De dormir, la nuit, à côté de quelqu'un qui ne doit pas savoir que ce ne sont pas vos vrais cheveux. D'essayer de vivre avec quelqu'un en faisant semblant d'être une femme normale...* »

Le médecin : « *Essaye de m'expliquer. Le premier, le peintre, il avait l'air gentil. Il n'est pas revenu ?*

— Pas de danger... »

Elle pleure : « *Il était gentil. On s'aimait. On avait décidé de vivre ensemble. Un soir, ses parents ont sonné à la porte. On habitait la même ville, à Montreuil, on était presque voisins. Ils sont entrés dans ma chambre et le père a fait un scandale.* « Vous allez quitter mon fils immédiatement. Vous n'allez pas rester une seconde de plus avec lui. Je ne veux pas qu'il vive avec une malade. Il m'a dit qu'il vous avait accompagnée à Villejuif. Allez, j'ai pas été long à savoir ! Comme je travaille à la Sécurité sociale de Montreuil, vous comprenez bien que je n'ai pas eu de mal à me renseigner. Vous avez la maladie de Hodgkin, c'est un cancer des ganglions. Je veux pas que vous rendiez malade mon fils, que vous lui gâchiez sa vie. Je vous interdis de le revoir. De toute façon il part demain dans les Pyrénées. » *Je ne l'ai plus revu. Alors vous pensez bien, dire maintenant que je suis malade, terminé !* »

Nicole de Montreuil, martyre de la bureaucratie, qui n'a même pas eu quelqu'un à qui se confier, ni parents, ni amants, ni amis, à peine un médecin de temps à autre, et qui a fini ses jours seule, pendant que l'employé de la Sécurité sociale de Montreuil doit finir les siens en toute quiétude, sans se douter qu'il est un assassin.

Pendant l'occupation de Paris, déjà, un médecin avait dénoncé aux autorités allemandes une jeune fille juive dont son fils était amoureux. Les fiançailles rompues, il avait essayé en vain de reprendre sa dénonciation. Mais les deux jeunes qu'il avait volontairement séparés, moururent tous les deux : elle, gazée, après avoir été déportée ; lui, fusillé, après s'être engagé dans la Résistance. Père, médecin, assassin. Dénonciateurs de tout acabit, indicateurs, bureaucrates qui mettent les hommes en fiches avant de les transformer en cartes perforées. Consciences perdues, devenues les rouages d'un monstrueux ordinateur, metteurs à jour des secrets intimes, violeurs de la personnalité, au nom de la police, de la santé, de l'État, de la société, avec ou sans uniforme, mais dont le cœur, bien boutonné, porte une tunique de gendarme...

Monsieur Samuel a 73 ans. Il a été opéré d'un cancer du côlon un an plus tôt et se portait bien jusqu'en décembre. Depuis le début de l'année il mange moins bien, a moins d'appétit, est de plus en plus fatigué, éprouve le besoin de se coucher de plus en plus tôt et finit par rester au lit presque toute la journée. Sa fille appelle un médecin au téléphone : « *Vous ne pouvez pas venir voir mon père ?*

— *Il ne peut pas venir à l'hôpital ?*

— *C'est difficile. D'abord, il est trop fatigué. Et puis, un hôpital spécialisé lui ferait trop peur.*

— *Bien. Samedi matin.* »

Le samedi à l'heure du rendez-vous, le médecin arrive devant la demeure du malade, au seuil de la porte cochère :

« *Docteur ?*

— *Oui.*

— *Bonjour. Je suis le gendre de Monsieur Samuel. Voilà. Il a un cancer de l'intestin. Après l'opération, le chirurgien ne nous avait pas laissé beaucoup d'espoir. Il a tout de même été bien portant pendant presque un an. Maintenant c'est le foie qui est atteint. Il est jaune et son médecin nous conseille de lui donner surtout des calmants. Mais ma belle-mère lit les journaux, écoute la radio, regarde la télévision. Elle a entendu parler d'un traitement médical, la chimiothérapie. Nous avons essayé de la dissuader avec ma femme. Rien à faire. Elle veut appeler quelqu'un d'autre. Nous nous sommes donc résolus à vous appeler. On s'excuse. Il s'agit surtout d'une visite de courtoisie, presque de convenance. Enfin, vous jugerez par vous-même.* »

On monte au quatrième étage. Trois petites pièces. La femme du malade nous accueille, chaleureuse, avec cet accent particulier des personnes originaires d'Europe centrale qui donne aux paroles prononcées un ton à la fois émouvant et comique : « *Vous êtes bien gentil d'être venu, monsieur le docteur.* »

Le médecin va voir le malade qui repose dans son lit, jaune, maigre, le visage émacié. Il avoue être surtout très fatigué. L'examen révèle rapidement la propagation du cancer au foie. Le médecin revient dans la salle à manger, lieu de réunion privilégié pour les familles modestes où, assis autour de la table, on peut parler sérieusement de choses sérieuses. « *Docteur, je vais vous expliquer,* commence Albertine, la femme du malade, avec son accent inimitable. *Mon mari il est de moins en moins bien, il mange plus, il quitte plus le lit, il faut faire quelque chose.*

— *Maman,* coupe la fille, très parisienne et gênée de l'accent exotique de sa mère, éternelle immigrée, *laisse-moi expliquer...* » Et à son tour, elle répète ce qu'avait dit sa mère, dans le meilleur français qui soit, sans accent : « *Qu'est-ce qu'on peut faire ? Et d'abord, peut-on faire quelque chose ?* »

Le médecin : « *On peut évidemment essayer un traitement.*

— *Est-ce que ça va servir à quelque chose ?*

— *On ne peut pas le savoir avant d'avoir essayé.*

— *Mais est-ce que ça vaut la peine ?*

— *C'est à vous de décider.* »

Alors la vieille Albertine : « *Laissez-moi parler au docteur. Monsieur le docteur, si on peut faire quelque chose, faites. Si on peut essayer quelque chose, essayez. Je sais, mon mari il est âgé. Et je sais, il y a beaucoup de jeunes et même des enfants qui meurent. Je sais ce que vous pouvez penser. On a tous les deux 73 ans. Lui, peut-être il a fait son temps, comme on dit. Mais si vous pouviez me le garder encore un peu, je ne sais pas, quelques mois, un an peut-être, c'est pas trop égoïste de vous demander ça, dites, monsieur le docteur ?* »

Il est alors décidé de mettre en route un traitement médical. Albertine fait lire l'ordonnance par sa fille pour l'apprendre par cœur. Le gendre raccompagne ensuite le médecin jusqu'à sa voiture : « *Vous croyez que...*

— *On ne sait jamais.* »

Monsieur Samuel pourra se lever quinze jours plus tard, il ira en vacances au bord de la mer dans une petite villa louée par ses enfants, avec sa femme qui lui fera la bonne vieille cuisine de leur jeunesse. Il vivra encore trois années.

Françoise a trente ans et un cancer du sein qui a récidivé. Élégante, sportive, elle est mère d'un enfant de trois ans. Elle voudrait pouvoir l'élever au moins jusqu'à l'âge de douze ans. « *Un enfant peut alors être élevé par son père mais jusque-là il a besoin de sa mère. Docteur, il faut me faire vivre jusque-là.* »

Elle accepte tous les traitements : chimiothérapie, radiothérapie, nouvelle opération et revient à chaque consultation avec cette arrogance que, pour dominer le malheur, affectent parfois les gens de caractère, qu'on dit « orgueilleux ». Torse nu dès l'ouverture de la cabine d'examen, presque agressive : « *Ne me fatiguez pas trop, il faut que je puisse faire du cheval, tenir ma maison, recevoir mes amis.* » Frivolité incomprise de bien des médecins, infirmières ou secrétaires qui ne savent pas, comme l'a écrit Simone de Beauvoir, que la frivolité est un état violent.

Les années passent, mais la maladie contrôlée au début, contenue par la suite, finit par déferler. Après six ans : « *Il me faudrait encore trois ans, docteur.* »

A coup de séances de rayons, d'injections, de drogues dans les veines ou dans les muscles, elle continue à vivre, tout en lançant un jour : « *Promettez-moi au moins qu'à la fin, vous ne me laisserez pas devenir une loque.*

— *Promis.* » Cette promesse allait coûter cher.

Elle va en avoir assez d'être traitée. Quelques calmants. « *On verra bien. J'essaierai de tenir.* »

Un an plus tard, presque tous les os présentent des trous. Elle ne se déplace plus qu'avec des béquilles et au prix de souffrances à peine atténuées par les calmants majeurs. On lui propose un nouveau produit qui vient d'être inventé. « *Essayez. Une seule injection toutes les trois semaines, qui sait ?* »

Amélioration spectaculaire. Douleurs presque disparues. Marche possible. Elle revit. Tellement, qu'après deux mois, elle agresse le médecin : « *Et mes cheveux ?*

— *Mais vous avez failli perdre la vie !*

— *Tout de même...* »

Cependant, les effets du nouveau produit s'épuisent. En février, elle écrit une lettre, l'écriture tremble : « *Merci mais continuez à m'aider.* » Elle vient à l'hôpital, sur ses béquilles, cassée par la douleur comme un échassier blessé. « *Cette fois, je n'en peux plus. Mon fils a eu douze ans il y a deux mois. On a tenu parole tous les deux. Alors ?*

— *Alors, vous voulez mourir maintenant ?*

— *Oui.*

— *Où ?*

— *Pas chez moi, pas devant mon fils et mon mari.*

— *Ici, à l'hôpital ?*

— *Si vous voulez bien.* »

Mais avant, on essaie de tenir encore un peu. C'est bientôt les vacances de Pâques, le petit part. Mais elle téléphone bientôt, angoissée : « *Ça ne va plus, je veux en finir tout de suite.*

— *Et votre fils ? Vous ne le reverrez plus.*

— *Tant pis.* »

Qu'elle essaye d'attendre encore dix jours. Pour qu'elle tienne, elle est mise à de très fortes doses de cortisone. Le vendredi d'avant la rentrée, elle demande : « *Vous voulez toujours bien ?*

— *Oui. Quand ? Lundi ?*

— *Non, mardi, que je puisse profiter de mon fils vingt-quatre heures de plus.* »

Le mardi, à 5 heures, elle vient avec sa valise, accompagnée de son mari. Elle trouve dans sa chambre un merveilleux bouquet de fleurs des champs, envoyé par sa sœur. Elle se met au lit dans une jolie chemise de nuit blanche, maquillée, les ongles qui terminent de longs doigts effilés manucurés. Elle est satisfaite.

Elle demande de ne pas avertir son mari, qui doit partir en voyage d'affaires le lendemain matin. Il apprend donc qu'on va essayer un nouveau traitement, mais sans grande chance de réussite. Il va lui dire au revoir dans sa chambre. Lorsqu'il en sort, elle craque. Des pleurs. Le médecin, bête, coupe le silence.

« *Voulez-vous un peu de whisky ?*

— *Oui, bonne idée.*

— *Vous ne préférez pas du champagne ?*

— *Si, j'adore.* »

Il y avait, dans un tiroir, une excellente bouteille de champagne, du Dom Pérignon 1961 que le médecin n'avait pas eu l'occasion d'ouvrir. C'était ce soir-là ou jamais. *Qu'on la mette au frais.* En attendant, on bavarde.

« *Si vous saviez ce que je suis contente, j'ai bien cru que je n'y arriverais jamais à ce soir-là. Mais enfin j'ai fait ce que je voulais...* »

Entre temps, la jeune infirmière de nuit assistera, debout, à ce dialogue bientôt proscrit. Le ciel est bleu à travers la fenêtre.

« *J'ai toujours voulu mourir au printemps. J'ai pu élever mon fils. Son père peut le prendre en charge maintenant. La seule chose qui me fasse de la peine, c'est mon grand-père. Quand il va savoir le pauvre ! On s'adorait, j'ai peur qu'il ne puisse pas le supporter.* » C'est le seul moment de la soirée où elle se soit servie de son mouchoir.

Elle demande aussi qu'on n'oublie pas de remercier pour sa grande gentillesse un des médecins qui s'est montré avec elle le plus humain, un rhumatologue de Bichat aux idées avancées. Le champagne est frais. On le sert. Trois verres : la malade, l'infirmière, le médecin.

« *Il est merveilleux,* dit-elle, *le meilleur que j'aie jamais bu et je m'y connais, je suis champenoise. A propos, docteur, quand voulez-vous que je dorme ? Je ne veux pas vous déranger.* »

Il fait encore jour. « *Tout à l'heure, madame. J'ai un malade à voir, je reviendrai.* »

Lorsque la nuit commence à tomber sur l'hôpital, qu'à travers les rais de lumière passés sous la porte se dessinent parfois les pas des infirmières, et qu'on entend les voix des médecins appelés d'urgence, Françoise écrit sa dernière lettre, à son fils, à son mari.

Le médecin revient vers minuit, la trouve en train de reposer, calme. Il lui demande : « *Maintenant ?*

— *Si vous voulez bien.* »

L'infirmière prépare la solution qui permettra au médecin de tenir la promesse faite trois ans plus tôt. Il reste seul dans la chambre avec la malade et quand il aura piqué la veine du bras gauche : « *Bonsoir madame, bonne nuit.*

— *Bonsoir docteur, merci...* »

Elle s'est endormie. La petite infirmière a emporté chez elle la bouteille de champagne vide.

Caroline a une leucémie aiguë. Elle a huit ans. Sa mère s'occupe d'elle. C'est peu dire : elle lui consacre chacune de ses heures. Quand, « en rémission complète », elle revient à la maison, trop fatiguée bien sûr pour aller à l'école, Caroline éveille la jalousie de ses frère et sœur. Elle peut regarder la télévision après dîner, et pas eux puisque pour elle il n'y a pas d'école le lendemain. On lui prépare des petits plats spéciaux. Et puis elle est la plus jeune. Bref, on sacrifie un peu les autres enfants.

Mais elle rechute. Une fois. Deux fois. Un étrange mélange de sentiments prend parfois naissance chez les parents : amour et pitié d'un côté pour cette enfant qui est la leur, ressentiment et presque haine de l'autre côté pour cette malade qui leur gâche la vie. Quelquefois, rarement, mais quelquefois, il arrive que...

Caroline est maintenant malade depuis trois ans. L'évolution suivie par la maladie est typique d'une leucémie aiguë, alternance de rémissions et de rechutes, de retours à la maison et de séjours à l'hôpital.

Une nouvelle rechute. Les infirmières s'aperçoivent progressivement que personne ne vient plus voir Caroline. Plus de visites. Ni père, ni mère. Il y a bien eu quelques demandes de nouvelles par téléphone assorties d'excuses, puis plus rien. L'enfant finit par aller mieux. On téléphone à la mère pour qu'elle la reprenne : *Vous ne pouvez pas la garder encore quelques jours de plus? Ce n'est pas facile de réinstaller la maladie à la maison...* Et on ne vient pas la chercher, ni deux semaines après, ni trois mois après. Personne ne vient la voir. Personne ne lui téléphone. Caroline elle-même ne demande plus de nouvelles de sa famille.

Comment une mère peut-elle laisser, seule, son enfant malade? Eh bien, cela arrive, très rarement, mais cela arrive. Pour essayer de comprendre, on a interrogé, on a demandé leur avis aux psychologues. Et les psychologues, qui ont réponse à tout, l'expliquent clairement, d'une de leurs fameuses explications à tout faire : « Si c'est ainsi, c'est que ça devait arriver. Et si ça devait arriver, c'est que c'était nécessaire. On est en présence dans ce cas d'une manifestation de l'instinct de conservation de la famille : il s'agit simplement d'autopréservation familiale. »

Cette famille qui a tout sacrifié à un enfant pendant deux années, ses vacances, son attention presque permanente, et les deux autres enfants qu'on a négligés. Ces deux enfants ne peuvent pas comprendre, ils veulent vivre. Bien sûr, raisonnement inattaquable, frappé comme on a l'habitude de dire au coin du bon sens. Sauvegarde de la famille, comme on sauvegarde les siens en fermant les yeux devant la misère des voisins. Comme on sauvegarde son pays en fermant les oreilles devant les cris des populations massacrées ailleurs. Comme on sauvegarde sa civilisation en fermant ses armoires et son portefeuille devant les affamés du Tiers Monde. Comme on se sauvegarde soi-même pour ne pas avoir de peine lorsqu'on ferme le poste de télévision ou qu'on jette le journal qui montrent la mort d'innocents... Si l'on n'est pas d'accord avec ce genre d'attitude hautement « compréhensible », on a raison. Et si même on ne « comprend » pas ce genre de conduite, on a encore raison.

Il y a aussi les autres. Par exemple les trois fils, très beaux, de vingt-cinq à trente ans, d'un maçon espagnol qui viennent vous dire en pleurant — et les pleurs qui défigurent certains visages d'hommes sont presque impossibles à supporter — *de faire n'importe quoi pour aider papa, sauver papa, faire vivre papa. C'est grâce à lui qu'on n'a pas été malheureux.*

Ou encore la maîtresse d'un architecte italien, plus jeune que lui de trente ans, qui a tout vendu, y compris une merveilleuse vieille maison, pour essayer de le sauver, parce que le monde pour elle se réduisait à cet homme moribond : *Je n'ai que lui.*

Et aussi les deux fils, prêtres, d'une dame française très chrétienne et très pieuse, toute de douceur et de gentillesse, qui viennent vous demander, lorsque son état s'aggrave, de ne pas appeler de prêtre pour l'extrême-onction, car *il ne faut pas angoisser maman, nous en prenons comme fils et comme prêtres l'entière responsabilité...*

Et enfin la fille d'un peintre du malheur et du rêve qui mène une double vie, de comédienne le soir et d'enfant perdue la nuit, passant presque sans transition de la lumière des projecteurs à la lampe de chevet, pour veiller sur son père jusqu'à l'heure où il veillera éternellement sur elle.

Pourquoi toutes ces histoires, pourquoi tous ces morts ? Parce qu'ils ont assumé leur maladie comme un destin et pas comme un accident. Un blessé à la guerre, c'est un malchanceux. Un mort à la guerre, c'est une victime. Un rescapé de la guerre, c'est un ancien combattant ou un homme libre, au choix, selon qu'il choisit de vivre avec son passé à côté de lui ou de le laisser derrière lui.

« *Il y a beaucoup de morts dont vous racontez l'histoire, et peu de survivants...*

— *C'est que d'abord meurent encore deux cancéreux sur trois. Et aussi, que la vie d'un homme qui continue sa course terrestre, il croit qu'elle lui appartient alors qu'elle est souvent la proie des autres ! Tandis que la vie d'un « mort », elle peut continuer dans la tête et le cœur de ceux qui se souviennent. Même des médecins.* »

« *La vie des gens qu'on aimait et qui sont morts depuis longtemps,* disait de Gaulle, *il arrive qu'on y pense avec une indéfinissable douceur.* »

Toutes les histoires racontées ici sont vraies, au prénom près, et encore pas toujours. Témoins, représentations de ce que peut être une vie humaine : aucun des faits relatés n'a été inventé, et s'il a pu être modifié parfois dans le souvenir du récitant, il n'a jamais été embelli ni idéalisé. Tous humains, trop humains, comme aurait dit celui qui les aurait sans doute le mieux compris.

L'homme qui raconte

Seize histoires. Seize histoires vraies. Seize histoires vraies, hélas !

Ce livre que vous tenez entre vos mains, lecteur, aurait pu se poursuivre ainsi jusqu'à la dernière page. Dix, vingt autres morts. Trois, quatre, cinq guérisons. En le refermant, peut-être vous seriez-vous demandé : « *En quoi cela me concerne-t-il ?* » Et même : « *Pourquoi s'étendre sur ces horreurs, pourquoi en parler ? C'est déjà trop qu'elles existent. Je ne veux pas le savoir.* » La réponse est simple, trop simple : cela vous concerne parce que vous mourrez aussi, et de même les deux auteurs de ce livre.

C'est peu dire de la mort qu'elle est à la mode ces temps-ci. Et aussi la médecine, la maladie, le cancer plus que tous les autres fléaux : en quelques années, des dizaines de films, des centaines de livres, des milliers d'articles, et une foule de thèses, rapports, appels, manifestes, et une multitude de congrès, colloques, symposiums, conférences, séminaires... N'est-ce pas suffisant ? Pourquoi ajouter encore une pierre à cet édifice, des mots à ce déluge, des pages que le vent emportera comme les autres à cette forêt ? Pour une raison, une seule : témoigner.

Témoigner, c'est le métier du journaliste. Qu'on permette à un journaliste politique, historien de rencontre et universitaire d'occasion, de présenter son témoignage sur un sujet qui n'appartient apparemment pas à son domaine. Un chien regarde bien un évêque, un journaliste peut, lui aussi, regarder la mort, comme n'importe quel homme, en attendant le jour où il rencontrera sa mort. Les médias sont des miroirs où chacun regarde les autres et se regarde lui-même. Il y a des miroirs déformants qui font de vous un géant ou un nabot, comme il existe de faux témoins. Tout témoignage est fragile : aussi n'a-t-on jamais assez de témoins de bonne foi, même s'ils peuvent parfois se tromper. Ce livre est un témoignage de bonne foi. Il n'a pas d'autre prétention, et c'est déjà beaucoup.

Dans les films, les livres, les articles, les débats que l'on évoquait tout à l'heure, tout a été dit. Ou plutôt tout, et puis le contraire de tout. Pour en avoir vu, lu et entendu un grand nombre, nous savons bien ce qu'il en est.

De savants médecins, « patrons » célèbres ou praticiens inconnus, mandarins assurant ne pas l'être ou aspirant à le devenir, ont exposé les grandeurs et les servitudes de leur tâche, c'est-à-dire le plus souvent de leur spécialité, qu'ils jugent alors, chacun à bon droit, la plus difficile, la plus importante, la plus prestigieuse. Quelques-uns se sont hissés jusqu'à la méditation sur l'homme, sa condition et ses fins dernières et ont ainsi rejoint l'armée des philosophes, moralistes ou théologiens. D'autres ont choisi de demeurer dans la postérité d'Hippocrate et de faire porter leur réflexion sur les techniques et les procédures, les progrès et les vicissitudes, la raison d'être et l'organisation de leur métier. On en a même signalé qui s'avançaient résolument sur le territoire de l'historien, marchaient sur les brisées des juristes, s'enrôlaient dans la phalange des sociologues, poussaient à l'occasion une pointe vers la politique ou l'économie. Bref, ils sont partout, tranchent de tout, tantôt avec mesure, bon sens et sagesse, tantôt avec cette sorte de fureur commune à tous les détenteurs exclusifs de la vérité, grands prêtres, prophètes et démiurges.

Pour ne pas être en reste, philosophes et théologiens, scientifiques et juristes, historiens et économistes, journalistes et politiciens et bien d'autres qu'on oublie ici, à commencer par bon nombre d'écrivains, se sont employés à leur rendre, argent comptant et sans usure, la monnaie de leur pièce. « *La mort, ça revient* », disait un jour l'un d'eux, comme la petite dame qui poussait son mari du coude devant la vitrine du marchand de meubles en s'exclamant : « *Tiens ! On refait de l'ancien !* » Et voilà pourquoi nos bibliothèques sont pleines de tous ces livres quelquefois magnifiques, souvent excellents, parfois intéressants, mais aussi, il faut bien le reconnaître, parfois accablants de vanité, de médiocrité, de sottise. On l'a dit : tout, et le contraire de tout. Qu'on ne cherche pas à la fin de cet ouvrage d'index bibliographique : il occuperait la moitié du volume et, à moins de dresser un palmarès, ce qu'à Dieu ne plaise, il les mettrait tous sur le même pied, les bons et... les autres. Que leurs auteurs cependant se rassurent : on les a tous lus, enfin presque tous. Pour s'en tenir aux douze dernières années, on en a compté deux cent cinquante environ, et sans doute en manque-t-il...

Ce livre-ci ne prétend pas être exhaustif. Il n'entend rien prouver, rien démontrer, rien proposer. Il ne vise même pas à être profond. Comme on a pu le voir déjà, il raconte et il commente, ce qui est le propre du témoignage. Un témoignage modeste et aussi partial que partiel.

***

L'homme qui raconte, Léon Schwartzenberg, est un médecin hospitalier qui a la charge de malades graves. C'est une profession tragique, un des métiers les plus dramatiques qui puissent être, surtout quand beaucoup de ces malades sont des enfants atteints d'un mal dont on meurt cinq fois plus souvent qu'on n'en guérit, la leucémie. Qu'on n'attende pas ici du journaliste, même s'il a de la curiosité pour les hommes et qu'il aime à les décrire, un portrait du médecin, son complice : sa biographie, son tempérament et ses mérites ne sont ni le sujet ni l'objet de cet ouvrage.

Le sujet, c'est une double méditation : celle du médecin d'abord sur ce qu'il vit, ce qu'il voit, ce qu'il sent chaque jour, à chaque heure ; celle du commentateur ensuite sur les réactions provoquées chez lui par ces récits et ces remarques, sur les questions qu'ils lui posent et celles qu'il se pose, sur les réflexions que ce témoignage lui inspire. Rien de plus : pas d'éthique, pas de projets de réformes, pas de morale à cette histoire, à ces histoires. Un double témoignage donné de part et d'autre en toute amitié, mais en toute liberté, qui peut donc quelquefois paraître discordant et qui se situe, si l'on ose employer une expression aussi familière, au ras des pâquerettes.

Quant à l'objet, il n'est pas plus ambitieux. Informer en disant : « c'est ainsi », aider à réfléchir et encourager le lecteur à former son propre jugement, voilà tout.

Il s'agit d'autant moins de tout dire sur la médecine, l'hôpital, le cancer, ou bien sur la souffrance, la mort, l'euthanasie, que non seulement tout a déjà été dit et parfois mieux sans doute comme on l'a déjà fait valoir, mais encore que, si rude et pathétique que soit son métier, le médecin cité ici à la barre ne peut déposer que sur ce qu'il a vu et sur ce qu'il sait. C'est évidemment la limite naturelle de son témoignage et du même coup une cause de gêne pour le commentateur.

Comme il eût été pour ce dernier plus agréable, plus commode en tout cas, d'avoir en face de lui un de ces grands prêtres sûrs d'eux-mêmes et dominateurs, pleins de morgue et de savoir, revêtus des ornements sacrés et bardés de certitudes, qui laissent tomber, comme la Pythie du haut de son trépied, leurs oracles sur les têtes inclinées des pauvres mortels que nous sommes ! Quel plaisir alors de renverser leurs autels, de moquer leur déguisement, de récuser leurs sentences, de nous venger en un mot quoi qu'il puisse en coûter un jour, car ce sont eux à n'en pas douter qui auront le dernier mot. A défaut, et bien qu'il ait été fait cent et mille fois, le procès de la médecine, le réquisitoire contre l'hôpital, la mise en accusation des chercheurs, de l'administration, de l'État, de la société, voilà de bonnes revanches, de profitables représailles, d'utiles dédommagements pour la terreur d'être malades, la crainte de souffrir, la peur de mourir, sentiments qui, quoi que nous en disions, nous étreignent tous ! Némésis, à nous !

Mais non, c'est impossible. On ne trouve chez le médecin qui parle dans ce livre aucun triomphalisme et pas la moindre trace non plus du millénarisme en vogue qui nous vaut de si fanatiques bigoteries sur le désastre imminent, les cataclysmes inévitables, l'apocalypse fatale et proche. Il en a tant vu, il en voit tant qu'il ne lui reste plus qu'une issue : garder la tête froide et laisser parler son cœur. Alors il dit ce qu'il pense et il pense ce qu'il dit. Il le fait avec une sorte de force, de violence profonde, parfois à peine contenue. Il lui arrive même à l'occasion — et pourtant, comme il s'est retenu ! — de hausser le ton et, au détour d'une phrase, vlan !, de cogner sec.

On le comprend. Voilà un homme qui vit au centre d'un drame sans fin, un drame où les coups de théâtre sont de chaque instant, la distribution inépuisable et sans cesse renouvelée, le dénouement trop fréquemment prévisible. Il tient le rôle central et tous les personnages, enfants et vieillards, hommes et femmes, s'accrochent nuit et jour à lui comme des noyés à une bouée, implorent, gémissent, parfois maudissent le mauvais sort dont il est, qu'il le veuille ou non, le représentant. Il sauve certes tous ceux dont il peut saisir la main tendue pour les hisser à grand-peine à l'abri de la tempête. Aux autres, emportés par la tourmente, il crie aussi longtemps, aussi loin qu'ils peuvent les entendre, les mots de la consolation, de la résignation, de la tendresse humaine. Que faire quand il n'y a plus rien à faire ? A peine ont-ils disparu d'ailleurs que d'autres visages surgissent et il faut, encore et toujours, prendre en charge ces naufragés de la vie, ces épaves parfois, tenter à nouveau l'impossible.

C'est une erreur de croire qu'à ce métier on s'endurcit, on se blinde et qu'à force de vivre dans la familiarité de la mort, on ne lui prête plus qu'une attention quasi professionnelle, froide et lointaine. Si on est dur, inhumain ou simplement indifférent, c'est qu'on l'était avant et qu'on le sera toujours. Mais on n'est alors qu'un technicien qui essaie de bricoler des hommes comme d'autres réparent des machines. Il en est peut-être qui sont ainsi. Ils sont rares. La vérité est que chaque mort renvoie l'image de sa propre mort. Même au médecin.

Alors il y a ceux qui passent vite en détournant la tête devant le lit de l'agonie ; et puis ceux qui s'arrêtent, s'assoient, parlent sans attendre de réponse, prennent la main qui griffe les draps pour la serrer bien fort dans les leurs et aider à faire le grand saut, le dernier pas. Et encore, il y a ceux qui croient ou feignent de croire à la vertu rédemptrice de la souffrance et, pire encore ceux qui refusent de la prendre en considération puisqu'ils n'ont pas, dans leurs statistiques, d'indice de la douleur ni de diagramme de l'angoisse ; et puis ceux qui pensent au malade plus qu'à la science, qui savent bien que le mal n'est pas vertu et qui songent d'abord à soulager, à secourir. Et enfin il y a ceux qui, preux chevaliers revêtus de l'armure des grands principes, se font une bonne conscience en poussant leur art, si l'on peut dire, jusqu'à l'extrême limite et même au-delà, quoi qu'il puisse en coûter de sang et de larmes ; et puis ceux qui ont le courage de refuser d'aller trop loin, qui laissent sa part à la nature, qui osent même le geste fraternel de la délivrance.

***

Inutile n'est-ce pas, de dire de quel côté se range Léon Schwartzenberg : les seize histoires qu'il vient de raconter montrent assez qu'il a choisi son camp. Qu'on n'aille pas croire cependant que la chaleur, l'humanité, le courage soient, chez lui et ses pareils, pitié et charité. Ces hommes-là, ces médecins-là ne sont pas des doux ni des fragiles, ils ne s'attendrissent pas et ne s'attardent pas en lamentations sur la misère du temps et le malheur des hommes. Ils détestent la maladie, ils abhorrent la souffrance, ils haïssent la mort. Ce sont des sentiments forts et qu'il faut être soi-même très fort pour hisser, comme ils le font parfois, jusqu'à une sorte de fureur, de paroxysme. Il est clair néanmoins qu'ils ne peuvent porter sur la vie, sur le bonheur, sur le plaisir le même regard que nous.

Heureusement, ils ont aussi leurs victoires. Dans le premier jet, ce livre s'ouvrait sur douze histoires seulement, et non seize. Douze histoires d'échecs, douze histoires de mort. Pourquoi ? Tout simplement parce que ce sont celles-là qui avaient laissé dans le souvenir une trace indélébile, une cicatrice que rien n'effacera jamais. Ses parents, qui ne venaient plus la voir, qui ne prenaient même plus de ses nouvelles, ont peut-être réussi à oublier Caroline, la petite leucémique de huit ans abandonnée à l'hôpital. Celui, ceux et celles qui l'ont soignée, veillée et accompagnée jusqu'à la dernière porte gardent dans leur mémoire son image et elle les hante, elle les hantera toujours. Ainsi, par eux, Caroline qu'ils n'ont pu sauver est-elle encore présente, encore vivante.

Tout de même, pouvait-on en rester là, insulter l'espoir,

laisser tout le champ au malheur, s'en remettre à la fatalité ? Ce n'était pas possible, cela n'a pas paru possible. D'abord parce que ce ne serait pas juste, ni vrai. De quelque côté qu'on les regarde, les chiffres, les nombres clefs du cancer, possèdent leur vérité. Ils demandent, comme tout pourcentage, à être examinés de près, détaillés, nuancés, et nous le ferons, bien entendu, dans ce livre.

Rien n'est plus suspect qu'une moyenne qui nivelle la montagne et comble le gouffre, écrase le fort et relève le faible, mêle le génie et le débile, pour donner, à travers une altitude moyenne, un indice moyen, un coefficient moyen, un paysage, un personnage, une capacité qui n'existent pas dans la nature. Quand on dit qu'un cancer sur trois est aujourd'hui guéri, cela signifie certes que deux ne le sont pas. Mais cela veut dire aussi que celui qui en est frappé a quand même sa chance, et une bonne chance sur trois ce n'est pas si mal puisque les deux mauvaises, comme dans les accidents de la route, ce sont toujours les autres, c'est bien connu.

D'où les quatre récits de guérison : la proportion n'est même pas exactement respectée, mais on n'a que faire ici des pourcentages et des moyennes, c'est de l'homme qu'il s'agit.

***

Qu'est-ce que cela veut dire que guérir ? Et mourir, qu'est-ce que cela veut dire ? Il y a autant de façons de mourir que de vivre et pas plus d'égalité devant la mort que dans la vie. Le cancer n'est pas en tête de ces sinistres tableaux qu'on nomme les tables de mortalité : il n'y figure qu'au second rang. Pourtant son image porte la mort comme la nuée porte l'orage.

C'est pourquoi, avant d'aller plus loin, il a paru nécessaire d'exposer de façon aussi simple, aussi claire, aussi peu savante que possible, ce qu'il est, ce qu'on en sait, comment on le soigne et parfois le guérit, comment parfois on en meurt. Ou du moins, puisque la bête s'avance masquée et qu'elle est loin encore d'avoir livré tous ses secrets, quelles sont aujourd'hui l'image de l'ennemi et les armes dont on dispose pour le combattre.

II

LE CANCER

Le cancer, qu'est-ce que c'est ?

Qu'est-ce que le cancer ? Comme pour tout effort vers la connaissance, il faut partir du plus bas et monter les marches lentement. D'abord, qu'est-ce qu'une tumeur ? C'est une formation anormale de tissu, une excroissance à un endroit imprévu du corps. Nous fabriquons tous des tumeurs : un grain de beauté, un durillon, les petites taches foncées qui semblent salir les mains des personnes âgées sont des tumeurs. Leur apparition n'est pas réservée à l'homme : les plantes aussi ont des tumeurs, par exemple ces proliférations noueuses visibles sur les troncs des arbres. Les poissons ont des tumeurs, les insectes, les grenouilles, les poules et, bien entendu, tous les mammifères, dont nous faisons partie. Toutes les créatures vivantes présentent donc des tumeurs, à l'exception des êtres composés d'une seule cellule comme les bactéries et les protozoaires, car c'est leur identité même qui disparaîtrait.

Il existe deux groupes de tumeurs : les tumeurs bénignes, les tumeurs malignes, et les deux adjectifs disent bien ce qu'ils veulent dire. Tumeur bénigne : aspect insignifiant, caractère tolérable, présence à peine gênante, acceptable. On peut vivre avec elle et ne pas s'en soucier. Tumeur maligne : aspect laid, sanieux, caractère dangereux, présence douloureuse, inacceptable. Elle est mortelle si l'on n'arrive pas à en arrêter l'évolution : le diable s'installe en vous et vous tuera si vous ne le chassez pas. Elle engendre vite, chez celui qui la porte, la détresse, l'angoisse.

La plupart des tumeurs sont heureusement bénignes, sinon aucune forme évoluée de la vie végétale ou animale n'existerait plus sur cette terre. En fait, la classification n'est pas aussi simple. Certaines tumeurs sont hautement malignes, d'autres le sont modérément, d'autres encore le sont à peine, avec tous les degrés possibles. Leur degré de malignité, donc de gravité, dépend d'une façon générale de la rapidité de leur croissance, à la manière des mauvaises herbes qui dans un jardin étouffent les fleurs. Les plus malignes croissent le plus vite, les moins malignes le plus lentement. Un médecin spécialement entraîné, le pathologiste, peut, en examinant sous le microscope les tissus malades, apprécier ce degré de malignité.

Qu'est-ce qu'une tumeur maligne ? Qu'est-ce que le cancer ? Quelle est la nature fondamentale de cette maladie étrange, repoussante, destructrice, qui ronge les tissus vitaux, qui depuis des millénaires attaque sans distinction jeunes et vieux, qui tue et rend infirmes chaque année des millions d'hommes et de femmes dans le monde, sans épargner aucune nation, aucun peuple, aucune race, cette maladie qui fera le siège d'un être humain sur quatre, à un moment quelconque de sa vie ?

75 milliards d'ordinateurs

L'humilité oblige tout d'abord à reconnaître que la cause de la plupart des cancers nous reste inconnue. Tout ce qu'on sait, le voici : il s'agit d'une masse de cellules qui se multiplient à une allure plus ou moins rapide, au point qu'on a pu définir le cancer comme une population de cellules devenues sauvages, sans aucun respect pour l'organisme sur lequel elles se développent, le mot « organisme » signifiant précisément « organisation cellulaire ».

Pour essayer de comprendre, considérons d'abord une cellule normale pour voir ensuite de quelle manière une cellule cancéreuse s'en différencie. Chaque élève l'apprend à l'école en classe de sciences naturelles : le corps humain est constitué de millions de cellules, environ 75 000 millions, 75 milliards. Ces cellules, très fines — de 5 à 15 millièmes de millimètre — assemblées et cependant séparées les unes des autres, ne peuvent être distinguées qu'au microscope. Chacune d'elles est remplie d'une minuscule goutte de substance liquide appelée *cytoplasme,* au centre duquel est encapsulée une matière plus dense, le *noyau* qui contient les *gènes.* Ces gènes, qui sont les porteurs des caractères héréditaires et qui définissent un individu, s'expriment à la suite d'une série de réactions biochimiques : c'est la transcription génétique.

Une cellule possède la capacité de se diviser elle-même en deux cellules. C'est la façon qu'ont les tissus vivants de grandir et la manière qu'a un œuf, fécondé par un spermatozoïde, de devenir plus tard un homme ou une femme : d'abord en se divisant en deux cellules, chacune de celles-ci se divisant à son tour en deux, pour donner quatre cellules, puis huit, seize, etc. De telle sorte qu'après un certain nombre de divisions, on aboutit à des multitudes de cellules qui vont constituer les différents tissus et les différents organes, dont l'ensemble constitue un être humain.

Or, cette perpétration de la croissance cellulaire, cette étonnante transformation par laquelle une cellule minuscule peut engendrer toute cette diversité de tissus compliqués — cœur, poumons, foie, os, muscles, cerveau,... — qui s'assemblent pour constituer la plus complexe de toutes les créatures vivantes actuellement connues, ce processus exige une organisation précise et un système de contrôle. C'est l'organisation qui fait que les cellules vont, en se divisant, choisir une variété particulière et devenir cellule cérébrale, cellule musculaire, cellule osseuse et ainsi de suite. Lorsque le nombre de cellules nécessaires pour constituer un foie complet, un cœur complet... est suffisant, la division doit s'arrêter, ce qui suppose donc l'existence d'un système de contrôle.

Qu'est-ce qui donne naissance à la croissance cellulaire ? Qu'est-ce qui va déterminer telle cellule à donner une cellule musculaire, telle autre une cellule rénale ? Qu'est-ce qui arrête la croissance cellulaire ? Cela, tout cela, nous ne le savons pas. Tout se passe comme si chaque cellule comportait un *pro-*

gramme préexistant, comme si chaque cellule avait dans son noyau un petit ordinateur qui reçoit des indications et en transmet. Ordre de différenciation, ordre de prolifération, ordre d'arrêt. Un corps humain : 75 milliards de petits ordinateurs...

Un processus mystérieux

Nous ne savons pas davantage ce qu'est réellement le cancer. Nous savons seulement qu'il résulte d'un mystérieux processus qui fait qu'une cellule particulière se met à se multiplier sans raison et à proliférer sans que rien l'arrête, tout en conservant ou en perdant au passage certains caractères distinctifs du tissu où elle est née. Elle est soudain prise de croissance incontrôlée, elle a perdu son programme, comme si son ordinateur était devenu fou. Les cellules ainsi enfantées de façon anarchique vont même traverser les frontières du tissu ou de l'organe où elles ont commencé à se multiplier, envahir les autres tissus, épuiser au passage les réserves, la force et l'énergie de ce corps humain pour lui arracher finalement la vie.

D'où naît la première cellule cancéreuse dont la descendance constituera, parfois des années plus tard, cette tumeur maligne, ce cancer qui prendra possession de vous-même ? De la *transformation* d'une cellule normale sous l'effet d'influences extérieures : chimique, physique, virale ? De la modification de certaines cellules *sélectionnées* préexistantes, prêtes à la cancérisation, spécialement préparées génétiquement à recevoir cet appel diabolique ? De cellules *embryonnaires* attardées qui n'attendent qu'un signe pour commencer leur marche maudite ?

Il existe sans doute de nombreuses causes différentes de cancer et nous en connaissons déjà quelques-unes. Nous pouvons, en laboratoire, produire le cancer de différentes manières : par exemple, un cancer de la peau chez une souris en la badigeonnant avec une substance extraite du goudron ; un cancer du foie chez un rat en lui injectant une substance cancérigène dans le sang ; un cancer chez le poulet ou chez la souris en leur injectant un virus. Nous savons même rendre cancéreuses les cellules cultivées en bouteille, en apportant du virus dans leur milieu de culture. Mais pourquoi la cellule se transforme-t-elle soudain de telle manière qu'elle passe d'un état contrôlé, d'une vie domestique, à un état incontrôlé, à une vie sauvage ? Pourquoi l'ordinateur est-il désorganisé : faussé par une irritation prolongée, cassé par un agent physique comme les rayons X ou ultra-violets, altéré par une substance chimique, truqué par un virus ? Nous l'ignorons.

Une certitude, en tout cas, de plus en plus affirmée : tout cancer commence par la cancérisation d'une cellule dont la progéniture constituera ce qu'on appelle un *clone* cellulaire (clone : colonie obtenue à partir d'une seule cellule).

Parmi les causes, il en est deux qui ont donné naissance à des théories opposées, l'origine virale et l'origine chimique. Ces deux théories peuvent en réalité s'associer. Supposons par exemple qu'un virus inactif pénètre dans une cellule et soit absorbé par le noyau : il est transmis à la descendance de cette cellule au cours de la division cellulaire ; il peut même être transmis d'une génération à la génération suivante par les cellules germinales. Tant que ce virus garde cette forme inactive, il ne se passe rien. Mais si, à un moment quelconque, la cellule qui le porte se trouve exposée à certaines substances chimiques, le virus jusqu'alors inactif peut être activé et provoquer une division cellulaire qui va se poursuivre sans contrôle et créer un cancer.

On sait même aujourd'hui que certains virus qui n'ont aucune affinité pour les gènes de la cellule, réussissent cependant à s'y introduire. Ils profitent pour cela de la propriété vicieuse d'une substance récemment découverte en eux qui arrive à fabriquer un gène à partir d'un produit de ce gène, comme un fruit qui serait capable de revenir vers sa fleur vénéneuse, inversant ainsi le cours de la transcription génétique — d'où son nom de *transcriptase inverse* — lui permettant en quelque sorte de remonter le cours de la vie.

Le cancer du poumon

Voici deux exemples de tumeurs, bénigne et maligne. Tumeur bénigne : le fibrome de l'utérus, une des plus courantes parmi les tumeurs propres à la femme. Le seul problème qu'il puisse poser est à la longue celui de la compression d'autres organes. Après des années, la tumeur peut comprimer le diaphragme et entraîner des troubles respiratoires. Si on l'enlève chirurgicalement, la malade est définitivement guérie. En effet, le fibrome utérin est limité, encapsulé, entouré d'une sorte de coque et les cellules qu'il fabrique ne s'évadent pas en dehors de cette coque.

Tumeur maligne : le cancer du poumon. Pour qu'un homme ait un cancer du poumon, il faut que se coalisent hérédité et environnement. C'est un des cancers où nous savons que les effets de l'environnement — en l'occurrence la fumée du tabac — peuvent agir sur des personnes génétiquement sensibles. L'expérimentation animale en fournit diverses illustrations. Autre exemple : un composé chimique mis au point comme pesticide, l'acétylaminofluorène, s'était montré très actif pour détruire les insectes. Ce produit a été essayé sur les plantes et sur des animaux qui risquaient d'être exposés à sa pulvérisation. Il s'est révélé cancérigène. Mélangé à la nourriture, il entraînait chez le rat des cancers du foie. Évidemment impossible à utiliser comme pesticide, il a alors servi à la recherche sur le cancer. On a pu montrer que, pour entraîner un cancer, ce produit devait être ultérieurement transformé dans l'organisme en une substance de formule chimique différente. Cette modification est provoquée par une enzyme, que certains animaux possèdent et d'autres pas. Ceux qui possèdent l'enzyme sont sensibles à l'effet cancérigène du produit, ceux qui ne la possèdent pas y sont insensibles.

Ainsi, la sensibilité ou la résistance à un cancer induit par une certaine substance dépend de la possibilité qu'a un organisme de produire ou de ne pas produire une enzyme entraînant cette transformation. Or ces enzymes sont sous contrôle génétique : elles sont produites par des gènes particuliers que certains animaux possèdent et d'autres pas. Exemple évident d'une sensibilité au cancer liée à la variation génétique.

Dans le cas du cancer du poumon chez l'homme, bien que nous soyons encore loin de comprendre les relations complexes qu'entretiennent génétique et environnement, leurs effets réciproques doivent ressembler à ceux que l'on vient de décrire. Plusieurs substances cancérigènes ont déjà été isolées de la fumée de cigarette et ont entraîné des cancers expérimentaux chez de nombreux animaux ; ils doivent agir de même dans les poumons humains. Il est d'autre part évident que certaines personnes sont plus sensibles que d'autres à l'effet nocif de la fumée du tabac. La constitution génétique joue certainement un rôle dans cette sensibilité ou dans cette résistance, pour laquelle les mécanismes héréditaires doivent agir par l'intermédiaire de certaines enzymes capables de convertir les constituants de la fumée du tabac en matériau producteur du cancer.

Les premiers travaux établissant une liaison entre la fumée de la cigarette et le cancer du poumon sont apparus dans la littérature médicale en 1950 et ils ont d'abord laissé sceptiques. Ils ne reposaient en effet que sur des hypothèses. Ces études étaient insuffisamment contrôlées, la relation de cause à effet devenait obscure et on pouvait aussi estimer que le pourcentage plus élevé de cancers du poumon constaté chez les fumeurs ne prouvait pas nécessairement la responsabilité du tabac : les gens prédisposés au cancer ne pourraient-ils, s'est-on demandé, trouver plus de plaisir que les autres à inhaler de la fumée ? Mais la relation directe est aujourd'hui confirmée, démontrée, elle est désormais indiscutable et indiscutée. Des études scientifiquement contrôlées, l'expérimentation animale, l'examen microscopique des poumons de milliers de fumeurs et de non-fumeurs, une meilleure connaissance des causes chimiques du cancer, l'accroissement phénoménal des cas de cancers bronchiques au cours des vingt dernières années, parallèlement à l'augmentation de la consommation de tabac, tout cela conduit à incriminer de façon formelle comme cause principale du cancer du poumon la fumée de cigarette.

Ce qui ne signifie pas pour autant que chaque grand fumeur aura un cancer du poumon, loin de là : la plupart d'entre eux, même, n'en auront pas. Ils y échapperont, soit en mourant d'autre chose avant que le bombardement permanent de leurs cellules pulmonaires par la fumée ait exercé son effet fatal, soit parce qu'ils possèdent la bonne fortune d'être nés avec une constitution génétique qui les rend insensibles à de tels effets.

L'hérédité

Puisqu'il existe des individus résistants, y a-t-il à l'inverse des cancers héréditaires ? A quelques exceptions près, comme la tumeur de la rétine chez l'enfant et quelques très rares variétés de tumeurs du sein, la plupart des cancers ne sont apparemment pas héréditaires. Il existe cependant ce qu'on appelle des populations « à haut risque » dans lesquelles la possibilité de cancer est plus élevée. Ainsi cette jeune femme, porteuse d'un cancer du sein, dont la mère et deux tantes, sœurs du père, étaient mortes de la même maladie.

On a osé proposer, pour des femmes ainsi apparemment prédisposées par une hérédité génétique défavorable, une opération préventive : l'amputation systématique des deux seins. Une controverse a même opposé il y a quelques années à l'*American Medical Association,* un chirurgien du genre prophylactique qui préconisait qu'une telle intervention soit pratiquée de façon systématique — à condition, disait-il tout de même, que tous les facteurs médicaux, y compris les facteurs psychologiques, soient totalement satisfaisants — à un autre chirurgien au moins aussi capable qui, pour l'honneur de la profession médicale, a heureusement répondu que « cette idée d'opération préventive lui paraissait parfaitement barbare ». A la suite d'études statistiques, on a été jusqu'à envisager bien pire : pour éviter la moitié des cancers, il suffirait qu'avant l'âge de 35 ans, tous les hommes acceptent de se faire enlever la prostate et le côlon et toutes les femmes les seins et l'utérus...

Qu'en pensent tous ceux qui, dans notre pays, portent tant d'intérêt à la prévention qu'ils en oublient parfois la recherche ?

Pour une vraie « journée nationale »

Le dépistage d'un cancer chez un individu, avant même l'apparition des premiers signes de la maladie, est-il possible ?

On a longtemps espéré et même recherché une sorte de test général de laboratoire qui permettrait, par exemple par simple analyse de quelques centimètres cubes de sang ou d'urine, de dire si telle personne souffre ou non quelque part dans son corps d'un cancer. De temps à autre des résultats positifs ont été obtenus : ainsi la présence dans le sang d'un cancéreux dont la maladie a déjà été diagnostiquée de certaines substances, d'antigènes présents à la période de la vie embryonnaire et normalement absents à l'âge adulte ou d'enzymes en quantité anormalement élevée. Cette découverte ouvre de nouveaux horizons pour un dépistage précoce.

D'autre part l'examen radiographique du corps entier est désormais possible grâce au calcul précis à l'aide d'ordinateurs de l'intensité de rayons X émis par balayage (« scanner »), tous nos organes vont pouvoir être définis dans leur contour et dans leur densité : d'ici quelques années, cette photographie intérieure permettra de dépister la moindre anomalie, et peut-être un cancer à ses débuts.

Mais le test général spécifique de cancer n'est pas encore sorti des limbes et on en est encore réduit à compter à l'heure actuelle sur les vieilles méthodes d'examen, qui réclament de la peine et qui exigent du temps : auto-examen régulier du malade par lui-même, visite périodique au médecin, consultation dès les premiers symptômes... Cependant, malgré tous les avertissements, les affiches, les circulaires, les appels pressants lancés par les médecins et diverses associations, comme la Ligue française contre le cancer, le diagnostic d'un grand nombre de cancers est fait quand il est déjà trop tard.

Même si l'on agissait au mieux, en mettant en œuvre toutes les méthodes d'investigation les plus avancées, on ne pourrait probablement pas guérir plus de la moitié des malades cancéreux. La vérité, c'est qu'il n'y a pas beaucoup de centres médicaux valables. Et le temps des médecins est déjà trop dévoré par les soins à donner aux malades reconnus comme tels pour qu'ils puissent, tout à coup, accueillir en plus la foule des bien-portants afin de pratiquer sur eux un « *check-up* » complet du cancer. Leurs cabinets, leurs services hospitaliers seraient immédiatement surchargés et tout le système médical français serait vite paralysé. La situation est d'ailleurs la même dans la plupart des pays : États-Unis, Grande-Bretagne, Union soviétique, Chine, etc.

Alors que faire ? Une des solutions consisterait peut-être à instituer dans l'année une journée médicale supplémentaire, la « Journée du cancer ». Elle pourrait avoir lieu un dimanche, et ce jour-là tous les praticiens de France, tous les services hospitaliers publics et privés, ouvriraient leurs portes à tous pour des examens systématiques et gratuits de dépistage — ou mieux, de diagnostic précoce. Si on le leur demandait, nul doute que tous les médecins accepteraient. Cette « Journée du cancer » ne donnerait pas lieu à des quêtes auprès du public. Elle ne devrait pas être en effet la journée des sébiles, mais la journée des malades.

La recherche, grandeurs et servitudes

Il arrive parfois qu'une étudiante ou un jeune journaliste visitant un laboratoire de recherches, confie au responsable, avec émotion et déférence : « *Comme ce doit être merveilleux de travailler ici, dans la recherche sur le cancer! Cela doit vous donner un tel sentiment de justification...* » Le chercheur, s'il est honnête et lucide, se contente de sourire. Il ne veut pas paraître cynique mais il sait malheureusement, au fond de lui-même, que la plupart du temps ce n'est pas ainsi que se présentent les choses : pour lui, comme pour les autres chercheurs et techniciens, c'est là tout simplement son travail, son « job ». Il n'est pas constamment obnubilé par sa recherche. En ce moment, par exemple, il corrige les épreuves d'un article sur la caractérisation morphologique d'une nouvelle forme de leucémie de la souris, après avoir rédigé un rapport scientifique sur la meilleure manière de conserver les cellules tumorales à basse température. Tout cela est certes intéressant, mérite d'être écrit et fait peut-être même avancer d'un tout petit pas nos connaissances biologiques. Mais que ces travaux puissent finalement servir à acquérir une compréhension définitive du cancer, personne ne peut vraiment l'affirmer.

Il y a pourtant de grands moments dans la vie d'un chercheur. Pas beaucoup, bien sûr, mais il en existe : le jour, par exemple, où on s'est aperçu qu'il était possible de guérir des souris leucémiques en utilisant tout simplement notre bon vieux B.C.G. Mais le plus souvent, passés ces instants privilégiés, le chercheur se sent presque coupable d'être payé pour ce qu'il fait, comme si son travail était une sorte de violon d'Ingres, une distraction. Pourtant, grâce à lui, on avance, on fait des progrès, on sait sur le cancer à la fois beaucoup de choses et pas grand-chose. Mais surtout ne demandez pas quand nous saurons tout, ou au moins l'essentiel. Car pour pouvoir répondre, il faudrait précisément posséder ces connaissances que nous n'avons pas...

On décrit, on imagine souvent la lutte contre le cancer comme un combat total qui doit être mené avec de très grands moyens, une sorte de bataille tous azimuts, mobilisant chercheurs, médecins, savants et milliards comme cela a été fait pour domestiquer l'énergie atomique, construire des ordinateurs ou mettre le pied sur la Lune. Certes, s'il en était ainsi on irait sans doute plus vite et plus loin. Mais la cible est d'une autre nature.

Pour la recherche atomique ou le programme spatial, on connaissait toutes les données scientifiques de base. On savait d'avance ce qui arriverait lorsqu'une masse critique de matériel radioactif se trouverait rassemblée. On disposait, avant de voler dans l'espace, de toutes les informations essentielles sur le mouvement et la gravitation des objets, les techniques de propulsion et de guidage, les systèmes biologiques permettant la survie, etc. Bien sûr, il fallait mettre au point des données supplémentaires, développer une nouvelle technologie, miniaturiser des ordinateurs, réalisations prodigieuses qu'on ne peut sous-estimer, mais on savait au moins quels seraient les problèmes à résoudre, quelles étaient les questions posées.

Pour le cancer, rien de tel. Les connaissances de base ne sont pas encore vraiment disponibles, même si l'on possède une importante masse d'informations concernant la matière vivante, sa reproduction, sa croissance, la manière dont elle parvient à assembler la quantité de petites fractions et de particules qui vont constituer la cellule. Certes la quantité d'informations publiées est considérable : elle excède déjà, et de beaucoup, ce qu'un seul homme peut lire et comprendre, alors que le dixième des recherches expérimentales tout au plus fait l'objet de comptes rendus, non tant par désir de garder le secret ou par paresse, mais simplement parce que très nombreuses sont les expériences qui échouent.

Une autre erreur vient de ce qu'en parlant du cancer on le fait généralement comme s'il s'agissait d'une seule et même maladie. Or il existe très probablement un grand nombre de maladies très différentes, qui n'ont rien à voir entre elles, qui peuvent procéder de types de désordres extrêmement variés, et qui sont néanmoins des cancers ou que nous désignons en tout cas par ce mot, faute de mieux, faute d'en savoir plus. La diversité est en fait très comparable à celle des maladies infectieuses, toutes dues à un germe infectant, mais dont les causes et les manifestations sont très différentes et qui requièrent des thérapeutiques très diverses. Le seul caractère commun de tous les cancers réside en ceci : ils sont faits de cellules qui se multiplient sans aucun contrôle. Là s'arrête l'analogie. Les causes et les mécanismes peuvent ensuite différer totalement.

Nous en saurons évidemment beaucoup plus le jour où nous commencerons vraiment à comprendre complètement *un* cancer, un seul. Il existe à cet égard un élément encourageant : nous apprenons très vite à connaître la machinerie fondamentale de la vie. A partir de cette croissance rapide de nos connaissances en biologie, et à condition qu'elle se poursuive au même rythme, nous devrions savoir dans un futur assez proche ce qu'est le cancer et ce qui le provoque. Mais ce n'est qu'un espoir, non une certitude. Car au cours de cette progression, nous pouvons encore nous heurter à des murs. La seule, l'unique voie, c'est de continuer à aider la recherche et surtout à la mieux aider sous toutes les formes, à tous les niveaux et partout, recherche nationale et internationale, publique et privée, individuelle ou en équipes.

La rivalité entre les équipes de recherche est sans doute stimulante, sans aller jusqu'au secret dont certaines entourent leurs travaux. Il faut imaginer que toute découverte fondamentale et considérable en cancérologie risque d'être d'abord assez mal accueillie — avec irritation et mépris — par nombre de « cancérologues ». C'est déplorable, mais c'est ainsi. Sans aller jusqu'à prétendre méchamment, comme l'avaient écrit les internes de Villejuif sur le mur de leur salle de garde, « que le cancer fait vivre davantage de gens qu'il n'en tue », il est sûr que la rivalité entre chercheurs et la rivalité entre médecins n'a pas que des côtés constructifs.

L'émulation est utile, pas le secret. Et malheureusement la concurrence entre équipes est telle qu'il y a toujours quelque chose qu'on souhaite cacher à l'équipe rivale.

Il y a un mythe de la recherche qui peut trop souvent s'exprimer ainsi : elle est essentielle, à la condition que ce soit moi qui trouve. Qui dira le mal de cette récompense annuelle créée par l'inventeur de la dynamite, à qui les Suédois ont refusé l'autorisation de léguer sa fortune, comme il le souhaitait, à la création de fours crématoires : le prix Nobel n'est à l'origine d'aucune découverte, mais il est souvent la cause de la rivalité, voire de l'hostilité entre équipes de recherche.

Il ne faudrait pas croire que les cancérologues, dépositaires d'une science hermétique, sont les seuls qui puissent trouver des moyens de lutter contre le cancer. Il est très possible, probable même, qu'un grand pas dans la recherche sur le cancer sera fait un jour ou l'autre par un scientifique qui n'aura même pas pensé au cancer, par exemple un physicien ou un biochimiste travaillant sur les effets des rayons cosmiques ou des rayons ultraviolets, ou encore sur l'action de quelque enzyme, voire sur d'autres questions fort éloignées. Dès lors, on comprend que toutes les distinctions qui sont faites — en particulier par les hommes politiques — entre la recherche fondamentale et la recherche appliquée sont absolument dénuées de sens.

Qui irait prêter attention à ces chercheurs qui se passionnent pour des expériences apparemment vaines en accumulant des données qui semblent à première vue si peu utiles ? Et pourtant, sait-on ce qui, un jour, se révélera essentiel ? Regardez ce bonhomme qui s'amusait — car il s'amusait — à doser les différents acides aminés contenus dans le sérum des espèces animales les plus diverses, de la souris au lapin. Pourquoi le faisait-il ? Et le savait-il lui-même ? Mais lorsqu'on a découvert trente ans plus tard que le sérum de cobaye pouvait guérir une leucémie de la souris, c'est grâce à ses recherches qu'on a pu isoler une enzyme, l'*asparaginase,* qui permet de traiter la leucémie humaine. Et cet autre, qui avait décidé un jour de cultiver des cellules de rein de singe dans un tube à essai, pourquoi le faisait-il ? Eh bien, cette expérience apparemment extravagante a produit le milieu idéal pour cultiver le virus de la poliomyélite, ce que personne n'avait jamais été capable de faire jusque-là ; et tout cela a fini par aboutir au vaccin contre la poliomyélite.

Quant à ces autres chercheurs « appliqués » à mieux utiliser certains médicaments déjà découverts, à mieux combiner entre eux certains produits chimiques destructeurs des cellules malignes, à mieux calculer leur point d'impact, ils permettent de faire à petits pas quelques progrès décisifs et d'augmenter chaque année le pourcentage de cancéreux guéris.

Il n'y a pas de recherches inutiles, ni de savants ridicules, il n'y a — le plus souvent — qu'une administration incapable et des gouvernements défaitistes ou obtus.

Le cancer et la vie

Et si le cancer, anomalie de la vie cellulaire organisée, retrouvé dans toutes les espèces, faisait obligatoirement partie du développement des êtres vivants, comme la mort fait partie de leur vie ?

Si l'on considère le nombre et la complexité des opérations qui vont aboutir à une cellule vivante, pour la fabriquer d'abord, pour la faire fonctionner ensuite, alors il est clair qu'une certaine variation génétique au niveau cellulaire est inévitable. Cette variation paraît même nécessaire pour la survie et l'évolution de l'espèce. Elle est basée sur le fait que les gènes, porteurs des caractères héréditaires, sont capables de se modifier occasionnellement, de subir, comme on dit, une mutation. La mutation constitue l'étoffe même de la variation, la variation constituant à son tour la texture du changement et de l'évolution des espèces.

D'autre part, les cellules vivantes doivent être capables de se diviser, de se multiplier, de croître. Le mécanisme qui permet cette croissance est très complexe ; il implique la mise en œuvre d'une grande combinaison de molécules chimiques. Il semble donc raisonnable de penser que certaines cellules vont, par le simple fait du hasard, comme si elles étaient tirées au sort à la loterie de la génétique, hériter d'un assortiment particulier de gènes et de molécules qui va les entraîner à déraper, à poursuivre leur croissance au-delà de la limite normale, à prendre une voie de traverse qui va les conduire à dépasser le seuil des divisions cellulaires normalement contrôlées et constituer cette horrible prolifération qu'on nomme le cancer.

En d'autres termes, le cancer pourrait bien faire partie du chemin de la vie. La vie, telle que nous la connaissons aujourd'hui sur cette planète, n'aurait jamais pu se développer sans cette prodigieuse diversité qu'elle est capable d'exprimer, sans cette variabilité qui peut, à l'occasion, par hasard en somme, produire un type de cellule qui se détruit elle-même et qui va détruire l'hôte sur laquelle elle a pris naissance. Un accident sans doute, mais peut-être nécessaire au développement des espèces vivantes.

Rêve ou cauchemar ? Car si cette idée se vérifiait, cela voudrait dire que l'élimination du cancer devrait alors passer par l'élimination de la vie elle-même. Ce sont en effet les conditions mêmes de la vie qui peuvent entraîner sa perte : la variation infinie, illimitée des possibilités génétiques aboutit, parfois inévitablement, à un cancer, négation de la vie organisée. Phénomène biologique, aventure dialectique de la vie d'un organisme qui crée lui-même ses possibilités d'anéantissement, le cancer serait ainsi une condition nécessaire de la vie.

Alors faut-il renoncer à le guérir ? Certainement pas, au contraire. La preuve : tous les leucémiques, sans aucune exception, dans le monde entier, qui sont aujourd'hui guéris, ont été soumis à des traitements divers, variés mais à des traitements : aucun d'eux, jamais, n'est entré en longue rémission tout seul. Un cancéreux doit d'autant plus être traité que, dans une large mesure, la cellule cancéreuse, accident de la vie organisée, ne réussit pas fatalement, loin de là, à proliférer, à faire son œuvre de mort vue de son côté à elle. C'est au contraire presque un miracle si elle parvient à s'imposer dans l'organisme. La recherche de méthodes de prévention et de traitement doit être poursuivie avec d'autant plus d'acharnement qu'elles mèneront à des guérisons de plus en plus nombreuses, même pour des cas considérés aujourd'hui comme presque désespérés. Simplement, le cancer pourrait bien être avec nous aussi longtemps que la vie sera en nous.

Il est d'ailleurs fort possible qu'il en soit de même pour les maladies mentales. Cancer et maladies mentales sont les deux inconnues majeures, les deux grandes ombres médicales de notre époque. Il est possible qu'une certaine proportion de cancers et une certaine proportion de schizophrénies soient inhérentes, donc nécessaires, au développement de l'espèce humaine. Une espèce aussi évoluée, aussi diversifiée, aussi apte à l'occasion au génie que la race humaine, gigantesque mélange d'individus tous différents, est capable de s'adapter à presque toutes les formes et à tous les types d'environnement. Pour parfaire cette infinie variété, l'homme avait besoin de disposer d'une panoplie, d'une toile de fond génétique d'une immense diversité. Ainsi les fantastiques différences de comportement qu'on peut observer entre les êtres tiennent à la fois aux conditions de leur environnement et à leurs caractères génétiques. La variété des gènes, différemment associés et combinés, a pu produire des individus remarquablement intelligents et d'autres stupides, des hommes d'une extrême sensibilité et d'autres tout à fait frustes, des actifs et des apathiques, des calmes et des nerveux, etc. Ne peut-il arriver également que certains aient reçu par hasard de leurs parents telles combinaisons particulières de gènes du comportement qui, dans un environnement social particulier qu'on nommera « les circonstances », vont produire un schizophrène ? C'est la grande loterie de l'humanité et le prix qu'elle doit payer pour sa diversité. Les perdants occasionnels sont essentiellement les cancéreux et les schizophrènes.

Les conclusions qui découlent d'un tel raisonnement sont impressionnantes et innombrables. Un seul exemple, qui a trait à la justice des hommes : si on admet cette détermination elle explique que, placés dans les mêmes circonstances dramatiques, deux individus réagissent de deux façons exactement opposées, chacun conformément à son bagage génétique. Celui qui, selon les règles morales et les pratiques de la société, agit très mal le devrait à une mauvaise fortune génétique. Personne dès lors ne serait vraiment responsable de crimes ou de violences, mais victime d'une fatalité imposée par la nature quoi qu'en disent les psychiatres, experts et assermentés. Du reste, ne savait-on pas depuis 2 500 ans que « nul n'est méchant volontairement » ? Le corollaire, non moins évident, le voici : puisqu'on ne peut changer la génétique, au moins changeons les circonstances, c'est-à-dire l'entourage et peut-être la société.

Quatre traitements

Comment faire pour traiter un cancer, c'est-à-dire pour supprimer les cellules malignes qui le constituent ? Quatre modes de traitement et quatre seulement :

1. Enlever les cellules de l'extérieur, à l'aide du bistouri : c'est la chirurgie.
2. Les brûler depuis l'extérieur, à l'aide des rayons : c'est la radiothérapie.
3. Les tuer à l'intérieur, à l'aide de médicaments : c'est la chimiothérapie.
4. Aider l'organisme à s'en débarrasser lui-même : c'est l'immunothérapie.

En résumé : couper, brûler, empoisonner, éliminer.

La chirurgie

Le chirurgien, dans le traitement du cancer, occupe depuis des décennies la première place. Parce que la chirurgie a été la première discipline médicale à proposer un traitement du cancer, elle est devenue, par tradition, le premier recours. C'est, en général, le chirurgien qui est d'abord interrogé. Son seul et vrai problème : peut-il enlever la totalité de la tumeur sans léser les organes et les tissus avoisinants ?

La conception la plus simple de la maladie cancéreuse est celle d'une maladie qui évolue progressivement à partir d'un point de départ minime : à une vitesse qui varie avec le type de tumeur (quelques mois pour une leucémie aiguë, plusieurs années pour un cancer du sein ou du poumon), elle finit par atteindre la dimension qui rendra la tumeur perceptible au malade ou au médecin. Elle peut s'étendre alors aux ganglions voisins par les vaisseaux lymphatiques (c'est ce qu'on appelle « l'extension locale ») et à distance dans des tissus très éloignés du lieu d'origine par les vaisseaux sanguins (c'est ce qu'on appelle les « métastases »).

Vue de cette façon simple, la solution est facile : un diagnostic précoce suivi d'une ablation totale assure la guérison. Et si la guérison n'est pas obtenue, c'est la faute soit du malade, soit de son médecin, en raison du retard apporté au diagnostic. La part du chirurgien devient facile et horrible à la fois : ou bien la tumeur demeure localisée : *j'ai pu intervenir;* ou bien la tumeur est étendue : *désolé, je ne peux rien faire pour lui.* Sortie facile pour le chirurgien : ou il gagne ou il refuse de jouer. C'est ainsi que pendant des années les malades récusés par la chirurgie finissaient tous, et finissent encore malheureusement souvent, par échouer dans des services de « chroniques », spécialisés ou non, où ils attendent la mort.

Faute grave dans les deux cas : 1° lorsque le chirurgien dit *je pense avoir tout retiré,* le malade traduit par *il a tout enlevé, je suis guéri,* alors que le chirurgien veut dire *j'ai enlevé tout ce que je voyais, tout ce qui était perceptible :* la tumeur et peut-être tous les ganglions envahis, mais les cellules cancéreuses ont cependant peut-être déjà essaimé en créant des « micrométastases ». Le chirurgien seul ne suffit plus, il n'est pas le thérapeute absolu ; 2° en cas de cancer étendu, généralisé, personne ne peut prévoir l'évolution de la maladie, et surtout les vieilles formules encore entendues de nos jours, *il sera mort dans six mois* ou *je lui en donne pour un an,* ne sont pas seulement odieuses, elles sont mensongères : personne ne peut prévoir avec certitude l'issue d'un cancer. Ce peut être trois mois, six mois, un an ou plus. Ces formules sont impardonnables enfin, parce que c'est à partir de ces précisions formelles que les familles des malades vont chercher secours n'importe où, c'est-à-dire le plus souvent dans les officines des charlatans qui se font une réputation d'autant plus facile que la vie du malade dure plus longtemps que ne l'avait prévu le médecin « officiel ».

Il existe quelques chirurgiens qui se montrent trop confiants dans leur discipline et ne se fient qu'à elle seule. Heureusement, la plupart d'entre eux sont compréhensifs et se préoccupent avant tout de l'avenir de leur malade. Les progrès de la chirurgie continuent d'être considérables. De nouvelles interventions sont maintenant tentées, qui étaient impensables il y a encore vingt ans, en particulier dans des régions du corps humain jadis inviolées : le thorax, la moelle épinière, la gorge, le cou. Les plus dévoués et les plus courageux des chirurgiens, ceux que les Anglo-Saxons disent les plus « agressifs », vont jusqu'à réopérer la même personne à plusieurs reprises, retournant chercher au fur et à mesure de leur apparition de nouvelles tumeurs, offrant chaque fois au malade un répit et un espoir supplémentaires.

Malgré tous ces progrès, les résultats sont loin d'être merveilleux : deux sur trois des malades opérés meurent. Bien sûr, certains meurent parce qu'ils n'ont pas été opérés à temps, mais beaucoup aussi meurent parce que le choix de la chirurgie était loin d'être le meilleur. Certes les malades arrivent souvent trop tard, et il faut reconnaître aussi que les médecins ne peuvent pas être parfaits...

La radiothérapie

Le radiothérapeute, lui, se considère parfois comme une sorte de chirurgien très particulier, dont le bistouri est constitué par un rayon invisible qui lui permet d'enlever des tumeurs qu'il ne voit jamais.

La radiation ionisante, comme la lumière et l'onde radio,

est une radiation électromagnétique. Elle diffère des autres simplement par sa longueur d'onde, celle du groupe ionisant étant la plus courte des trois. Les radiations ionisantes ou « rayons X » proviennent soit d'électricité à haut voltage, soit de matières radioactives comme le « Cobalt 60 ». En réalité, les substances radioactives émettent des rayons gamma, mais l'habitude est prise d'appeler, par commodité, « rayons X » tout traitement par radiations ionisantes d'un malade cancéreux.

Les rayons X sont dangereux pour toutes les cellules vivantes et particulièrement pour celles dont la croissance est rapide. Le phénomène a été mis en évidence dès leur découverte, au début du siècle. On a constaté en effet la sensibilité spéciale aux rayons X des tissus formateurs de spermatozoïdes, puis on l'a démontré en laboratoire à l'aide de cellules cultivées artificiellement et croissant très rapidement. Tel fut le point de départ du traitement du cancer par les rayons, puisque : 1° les cellules cancéreuses ont un développement rapide ; 2° les rayons X, qui atteignent davantage les cellules à développement rapide que les cellules à développement lent, agissent sur la croissance cellulaire ; 3° enfin, autre élément découvert assez tôt dans leur histoire, les rayons X ont sur les cellules un effet cumulatif, ce qui veut dire que plusieurs traitements successifs séparés par un certain délai vont additionner leurs effets entre eux. Ce qui compte dans le traitement d'une tumeur, c'est la quantité totale de rayons reçus. En administrant au malade de petites doses chaque jour ou tous les deux jours pendant deux, trois ou quatre semaines, les tissus normaux — la peau notamment — ne supportent que des effets modérés de chaque dose et guérissent, alors que le tissu cancéreux à croissance rapide accumule les effets destructeurs.

Le traitement par rayons n'est pas un traitement anodin. Il fatigue, entraîne des troubles digestifs. Une salle de radiothérapie est peut-être l'endroit où le malade se sente le plus seul. Personne ne l'y accompagne, ni famille, ni ami, ni médecin, ni infirmière : tous doivent rester à l'extérieur, hors d'atteinte des radiations. Le malade, lui, y demeure pendant cinq à quinze minutes pour chaque séance, complètement isolé du reste du monde, enfermé entre des murs doublés de plaques de plomb.

La chimiothérapie

Le chimiothérapeute, dernier-né des médecins du cancer, n'a pas encore bonne presse, car le nombre de tumeurs qu'il guérit à lui seul demeure réduit.

L'utilisation d'agents chimiques pour traiter le cancer s'explique, comme pour la radiothérapie, par le fait que les cellules en croissance sont plus sensibles à ces substances que les cellules au repos.

Dans la leucémie, les cellules malignes sont dispersées dans tout l'organisme : dans les os, le sang, le système lymphatique, les organes abdominaux, quelquefois même dans le cerveau et les poumons, bref dans n'importe quel tissu. La chimiothérapie qui agit partout est donc, ici, le traitement de choix. Elle vise à diminuer le nombre de cellules qui, dans la moelle osseuse, sont devenues cancéreuses ; malheureusement, les substances utilisées atteignent aussi les cellules normales.

Le traitement de n'importe quel cancer par la chimiothérapie mène rapidement à marcher sur le fil d'un rasoir. Il faut s'efforcer de tuer le plus possible de cellules malades tout en évitant de tuer trop de cellules saines. On joue donc, comme pour la radiothérapie, sur la croissance rapide des cellules cancéreuses qui les rend sensibles aux substances chimiques destinées à arrêter leur croissance (*cytostatiques*) de différentes façons : soit en s'intégrant dans le matériel génétique lui-même qui ne peut plus se diviser, soit en empoisonnant la substance métabolique dont la cellule va essayer de se nourrir pour se diviser, soit en bloquant carrément la cellule en pleine division, soit enfin par d'autres actions non encore élucidées.

Ces substances, administrées massivement, ont-elles une chance de tuer toutes les cellules cancéreuses ? Non, car :

1° il y a des cellules momentanément « au repos » qui ne peuvent être touchées par les produits et qui vont se diviser ultérieurement.

2° Il y a peut-être, parmi les cellules malignes, quelques « mutants », variété génétique insensible. Dès lors le cocktail chimique qui tuera 99,99 % des cellules laissera survivre une cellule sur 10 000, qui sera hautement résistante. D'autre part, les produits chimiques exercent leur maximum d'influence la première ou la deuxième fois qu'on les utilise, puis leurs effets vont en s'atténuant.

Dans la leucémie, la disparition apparente des cellules cancéreuses fait parler de « rémission complète ». Or cet état de guérison n'est qu'apparent et il faut le faire durer. Pour les autres cancers, la plupart des malades qui sont dirigés vers le chimiothérapeute sont ceux qui ne relèvent plus de la chirurgie, ni de la radiothérapie.

A ses débuts, le radiothérapeute ne pouvait rien faire avant le chirurgien. Puis on en est venu à lui confier des malades dont la tumeur s'était étendue localement, mais de façon encore limitée. On ne les orientait vers le chimiothérapeute que lorsque la tumeur s'était déjà disséminée à travers tout le corps. La mauvaise réputation de la chimiothérapie tient essentiellement à deux faits : d'abord la plupart des gens connaissent au moins une personne qui a été soumise à une chimiothérapie pendant les derniers mois de sa vie. Cette méthode thérapeutique est souvent considérée comme le dernier bastion des défenses médicales, le traitement de dernier recours des malades condamnés. Ensuite, l'amoindrissement de la personne qu'elle peut entraîner — perte des cheveux, impuissance, vomissements, fatigue — inquiète à bon droit. Le chimiothérapeute doit prévenir son malade et son entourage et leur faire valoir les risques, la chance en contrepartie de la peine, les découvertes récentes, l'amélioration probable, la survie possible, la guérison éventuelle...

Même dans un cancer disséminé, généralisé, il existe toujours un traitement à tenter. Il faut lutter. La chimiothérapie, trop souvent mal utilisée, voire dangereusement, par des médecins qui ne la connaissent pas, radiothérapeutes ou chirurgiens dont ce n'est pas la spécialité, a pu décevoir. Mais entre des mains plus expérimentées, elle peut réaliser des prodiges inattendus.

Dans un second temps, on a trop espéré de la chimiothérapie. Les succès remportés contre les infections bactériennes avec les sulfamides d'abord, la pénicilline ensuite et les différents antibiotiques enfin, ont été tels qu'on s'est pris au jeu et qu'on a cru pouvoir attendre des résultats analogues en ce qui concerne le cancer. C'était oublier qu'avec les bactéries on a affaire à un type de vie entièrement différent de celui des cellules humaines, qui utilisent des voies biochimiques totalement distinctes. Dans le cas du cancer, ces cellules qui naissent dans le corps humain sont encore des cellules humaines : elles possèdent la plupart des processus métaboliques habituels et la mise au point d'une drogue qui va stopper l'un ou l'autre de ces processus risque de tuer aussi le tissu normal. On a longtemps caressé l'espoir de déceler un processus métabolique spécial aux cellules cancéreuses. On y est parvenu avec l'*asparaginase,* qui prive les cellules leucémiques d'asparagine, substance indispensable à leur survie. Mais les cellules cancéreuses ont très vite réussi à court-circuiter ce processus particulier et à se passer d'asparagine.

Une grande variété de drogues chimiques se trouvent actuellement commercialisées et de nouveaux produits sont constamment essayés. Le fait que les recherches se poursuivent montre évidemment que la drogue parfaite n'a pas encore été trouvée, les meilleures de celles qu'on utilise aujourd'hui étant encore loin d'être complètement satisfaisantes.

Cependant, la chimiothérapie du cancer a fait récemment d'immenses progrès grâce à la découverte de nouvelles drogues, et de nouvelles combinaisons de drogues. Elle permet de guérir certains malades atteints de leucémie aiguë. Elle peut chez un malade qui a des métastases, améliorer les symptômes, prolonger sa vie et même, dans certains cas encore trop rares, le guérir. Enfin, utilisée systématiquement après une intervention chirurgicale ou radiothérapeutique, elle réussit à empêcher les récidives.

L'immunothérapie

Reste la quatrième voie, celle de l'immunothérapie. De quoi s'agit-il exactement ?

Il existe dans le monde des cas de régression spontanée d'un cancer apparemment sans espoir. Actuellement, 176 cas bien étudiés, avec documents à l'appui, peuvent être considérés avec certitude comme des guérisons spontanées. Les tumeurs ont cessé de grossir, ont régressé et ont disparu.

Qu'est-il arrivé ? Personne ne le sait réellement. On en est réduit aux hypothèses. On a pu imaginer que la cellule cancéreuse « s'épuisait », mais pourquoi aurait-elle attendu que la tumeur ait autant progressé ?... Ou que la cellule cancéreuse retrouvait subitement le droit chemin, mais la plupart des données expérimentales prouvent l'irréversibilité du phénomène de cancérisation et l'impossibilité de retour en arrière. Ou encore qu'il s'agit d'une forte réaction de l'organisme contre le tissu cancéreux, d'une sorte d'immunité : cette réaction a donc reçu le nom de « réaction immunitaire ». Un animal auquel on enlève chirurgicalement un cancer après le lui avoir greffé, rejettera de lui-même un cancer identique si on lui en greffe un nouveau. Sur ces constatations repose une procédure importante, toute nouvelle, très excitante, qui se développe rapidement : l'immunologie du cancer.

L'idée qu'il serait possible de produire un sérum ou un vaccin contre le cancer a pendant des années fait naître un grand espoir. De nombreux chercheurs s'y sont acharnés, partant de l'idée que les maladies virales ont pu, grâce aux vaccins, être pratiquement effacées de l'enfance des hommes, au moins dans les pays développés. L'organisme est constamment assiégé par de dangereux agents étrangers : bactéries, virus, champignons, etc. Chacun de ces agents contient une grande variété de protéines appelées *antigènes* et chacun de ces antigènes va provoquer dans l'organisme où il s'introduit le développement de protéines ennemies, dirigées directement contre lui, et qu'on appelle des *anticorps.* Cette réponse de l'organisme à des antigènes étrangers, c'est la « réponse immunitaire », la « réaction immunitaire ». Parmi les substances qui entraînent une réponse immunitaire, il faut noter en premier lieu les cellules humaines étrangères au sujet, celles qui proviennent d'une autre personne : d'où la réaction de rejet qui a fait échouer la plupart des greffes du cœur.

Le cœur greffé se comporte en effet comme un corps étranger contre lequel l'organisme réagit par une réponse immunitaire qui met en jeu des cellules particulières, les lymphocytes. La réaction de rejet, c'est la destruction par les lymphocytes du malade des cellules du cœur étranger. Il arrive qu'un organe étranger ne soit pas rejeté. C'est le cas d'un rein greffé à un vrai jumeau : mais il ne s'agit pas alors de deux individus différents, plutôt du même individu en deux exemplaires. Il arrive aussi que la réaction de rejet soit très faible dans le cas d'un frère ou d'une sœur : la greffe de rein peut alors tenir. Mais la réaction existe de toute façon, même si elle est modérée, et il faut continuellement donner au malade greffé des substances pour l'aider à lutter contre ce risque de rejet.

Comme les cellules cancéreuses ne doivent pas normalement se développer chez un individu, on peut les considérer comme un tissu étranger. On a d'ailleurs constaté en laboratoire que ces cellules cancéreuses possédaient précisément des antigènes particuliers, différents des tissus normaux, des antigènes, en quelque sorte spécifiques du cancer. Il est donc raisonnable de penser que l'organisme pourrait développer des anticorps contre ces cellules « étrangères » porteuses d'antigènes qu'il ne reconnaît pas. Le fait que le malade ait un cancer prouve déjà à l'évidence que ses propres anticorps n'ont pas suffi à empêcher l'apparition de la tumeur ou à la détruire. Donc, si d'une manière quelconque, on arrivait à augmenter ultérieurement la fabrication d'anticorps, le cancer pourrait être détruit. C'est à cela, à favoriser la production d'anticorps par l'organisme, que vise l'immunothérapie.

Des expériences faites chez l'animal ont effectivement montré que c'était possible. Une souris à laquelle on injecte cent cellules cancéreuses fait immanquablement un cancer. Mais si on lui donne avant, pour diminuer sa production d'anticorps, la même drogue que celle qui est utilisée pour empêcher le rejet d'organes greffés, une seule cellule suffit à engendrer un cancer. Si au contraire on augmente la production d'anticorps de l'animal avec ce qu'on appelle un « adjuvant » de l'immunité comme le B.C.G., il faut alors lui injecter cent mille cellules cancéreuses pour qu'il fasse le cancer. Cela signifie donc qu'on peut augmenter les défenses de l'organisme contre le cancer, mais seulement jusqu'à un certain point. Si les cellules cancéreuses parviennent à atteindre un certain nombre, le cancer peut alors se développer sans limite, à la manière d'un raz de marée qui, dépassant la digue, déferle dans les terres.

On admet aujourd'hui que de nombreux cancers sont produits dans notre organisme tout au long de notre existence. Cela peut arriver à la faveur du développement normal de nos cellules, ou lors de la production de nouveaux tissus qui remplacent des cellules vieillies ou usées, ou encore pendant la croissance de tissus aussi actifs et productifs que la moelle osseuse, la rate, le foie. Une erreur surgit par hasard, qui fausse le mécanisme de la division cellulaire, occasionne la perte du contrôle de la régulation, et la cellule égarée devient maligne.

Combien de fois cela peut-il arriver ? Combien de cellules malignes le corps humain peut-il produire chaque mois ou même chaque jour ? Personne ne sait, mais leur nombre est sans doute considérable. Ces cellules malignes sont accueillies par l'organisme comme des substances étrangères puisqu'elles fabriquent des antigènes particuliers et la réponse immunitaire est mise en jeu avec rapidité et efficacité. Avant même que la cellule maligne ait une chance de prendre un bon départ, elle est éliminée : le danger écarté, l'organisme ainsi débarrassé demeure en bonne santé. Mais si, pour une raison naturelle ou artificielle, la résistance de l'organisme se trouve abaissée, une colonie de cellules malignes peut s'infiltrer à travers le système de surveillance, arriver à tenir, à survivre et à pousser : un cancer est né.

Il y a donc une raison d'espérer que l'approche immunologique du traitement du cancer rencontrera un jour le succès. En effet, les expériences conduites en France depuis 1963 sont plus qu'encourageantes. Un enfant atteint de leucémie aiguë en rémission représente exactement l'illustration de ce qui vient d'être décrit : le nombre de cellules leucémiques dont il est encore porteur est suffisamment faible pour qu'une restauration ou une augmentation de ses défenses naturelles contre le cancer lui permette de s'en débarrasser et de guérir.

Les trois stades

Y a-t-il moyen de savoir si un cancer est guérissable ? Localisé, il semble l'être. Généralisé, il ne l'est souvent plus. L'attitude thérapeutique dépend évidemment de cette appréciation. « S'il est pris au début... », entend-on souvent dire. Si 35 % des malades peuvent guérir, où se recrutent-ils ? Comment les ranger ? Et il y a des tumeurs plus malignes que les autres, et des tumeurs pour lesquelles nous sommes mieux outillés, etc.

De manière un peu schématique mais qui correspond cependant à la variabilité d'aspect et à l'évolution de la maladie cancéreuse, on peut distinguer trois stades et par conséquent trois attitudes médicales. Le stade de début : le cancer est guérissable, on peut le supprimer. Un stade ultérieur : le cancer, trop étendu, n'est plus guérissable, mais on peut le contrôler. Un stade ultime : le cancer n'est même plus contrôlable, on ne peut que pallier ses conséquences douloureuses ou fonctionnelles. Guérison. Contrôle. Palliation. Trois stades. Trois conduites.

Si un cancer est guérissable, la conduite est claire, presque rigide, voire sauvage : la guerre doit être totale pour que la victoire le soit. Au risque de fatiguer, d'amoindrir, de voir momentanément les cheveux tomber, la virilité se perdre, de mutiler même, pour survivre. Il faut parer au plus pressé, comme sur un bateau en perdition, et le plus pressé c'est la vie, même si le naufragé doit payer désormais d'une fragilité pulmonaire ou de rhumes hivernaux son sauvetage immédiat.

Deuxième stade : la maladie ne peut plus guérir, on ne peut que la contrôler. Trop étendue, trop disséminée, on ne peut plus qu'en limiter les dégâts. Puisqu'on ne peut plus obtenir la victoire, il faut essayer de contenir la poussée ennemie partout où elle se présente : retirer les infiltrations sous forme de métastases en faisant intervenir le chirurgien, tuer les patrouilles de cellules qui circulent clandestinement dans le sang pour aller coloniser ailleurs grâce à la chimiothérapie, reconstruire une vertèbre trouée à l'aide de la radiothérapie. Ce combat pour contenir l'ennemi, pour contrôler la maladie, doit être poursuivi avec acharnement : qui sait si, un jour pas trop lointain, une nouvelle arme thérapeutique encore inconnue ne permettra pas de triompher ? C'est au cours de cette période qu'il faut savoir calculer les risques qu'on fait courir au malade. Autant dans la phase précédente tous les risques pouvaient être courus en prévision de la victoire, autant dans celle-ci les malaises infligés doivent être limités. On peut tout sacrifier à la victoire, on ne peut que limiter l'invasion. Il ne faut pas que la vie de la cité envahie soit plus atteinte par les mesures de sécurité que par la menace ennemie.

Troisième stade : la maladie ne peut même plus être contrôlée. Les pauvres moyens dont on dispose à l'heure actuelle sont inapplicables ou inefficaces : le bistouri ne pourra jamais aller aussi loin qu'il faudrait, les rayons pour être efficaces devraient détruire les tissus sains, la chimiothérapie ne pourra détruire qu'une faible partie des cellules cancéreuses, et les digues des défenses immunitaires sont submergées. C'est alors que le mot « soins » répond à sa signification millénaire : il va falloir soigner les douleurs avec les calmants appropriés, soigner les troubles digestifs grâce à une dérivation chirurgicale qui permettra à la nourriture de passer malgré l'obstacle infranchissable dressé au niveau de l'œsophage ou de l'estomac, soigner les douloureuses malformations osseuses par des séances de radiothérapie « à la demande », tenter même de prolonger la vie par une chimiothérapie modérée, voire essayer de nouveaux médicaments : savoir que le malade est perdu et être décidé à le sauver.

Et si rien n'y fait, survient le dernier stade, qui n'est plus thérapeutique : celui de la fin proche. Le rôle du médecin est alors réduit à celui d'assistant de la douleur et de l'angoisse.

Il faudrait pouvoir traiter tous les malades à la première phase, on peut aussi essayer de faire qu'un malade de la deuxième phase revienne vers la première, et il faut éviter qu'il passe de la deuxième à la troisième.

Les attitudes ainsi décrites peuvent s'exprimer par :

1) guérir le corps assiégé quel que soit le prix : tout pour la victoire.

2) contrôler l'invasion en calculant le prix : contenir l'envahisseur.

3) pallier les misères de l'occupation : limiter les dégâts.

4) finir comme un être humain : tout pour la dignité.

La prévention

Puisqu'on ne sait pas bien traiter certains cancers une fois constitués, pourquoi ne pas essayer de les empêcher de s'établir ? En l'absence de savoir *guérir,* pourquoi ne pas *prévenir ?* L'application de mesures efficaces de prévention n'exige pas de connaître préalablement les mécanismes d'une maladie : avant que ceux-ci puissent être élucidés, on peut toujours mettre en route un essai de prévention. On ne manque pas de données individuelles ou collectives sur la nuisance de certains produits industriels (amiante ou benzène par exemple), sur la nocivité de certaines habitudes de vie (manque d'hygiène, nourriture mal équilibrée, et surtout alcool et tabac, dont on sait la responsabilité dans les cancers du poumon, de la vessie, du pancréas, de l'œsophage et de la bouche).

Mais les grands progrès historiques de la médecine préventive semblent liés, au moins autant qu'à l'amélioration des habitudes de vie des individus, à la modification des produits eux-mêmes. La diminution des besoins, donc de la consommation, ne peut aller de pair qu'avec la satisfaction d'autres besoins comme un logement plus décent, un rythme de vie moins turbulent. L'allégement du poids de leur existence est pour beaucoup dans la disparition des ivrognes buveurs de gin en Grande-Bretagne au XIXe siècle. Comment faire pour que le libre choix des individus puisse s'exercer sans danger pour eux-mêmes ? Comment éviter que la prévention ne devienne la répression ?

Ce n'est pas avec la mise en sanatorium qu'on a fait disparaître la tuberculose, c'est avec la streptomycine, le rimifon et autres antibiotiques qui la guérissent. Ce n'est pas avec les avertissements par affiches qu'on a fait disparaître le « péril vénérien », c'est avec la bonne vieille pénicilline. Certes il est bon, il est heureux que l'absinthe, terrible drogue d'alcool pur du début du siècle, responsable de crises de démence avec leurs cortèges de crimes, ait été remplacée par le pastis au degré d'alcool abaissé de moitié et que l'addition de réglisse empêche de boire pur. Ou encore que les cigarettes d'hier disparaissent peu à peu devant d'autres, toujours toxiques certes, mais au taux de goudron et de nicotine diminué, où le filtre joue déjà un rôle protecteur non négligeable. Il est peu vraisemblable que l'homme arrive jamais à inhaler une fumée aussi inoffensive que l'air pur des hautes montagnes, mais aussi longtemps que nous continuerons à vivre dans une société qui accepte cette mauvaise habitude et aussi longtemps que les gens trouveront du plaisir à fumer, la communauté scientifique à travers le monde se doit, en coopération avec les différents responsables de l'agriculture et de l'industrie du tabac, de travailler afin que vienne le jour où les cancers et autres maladies liés à l'herbe à Nicot seront réduits au minimum.

Beaucoup de chemin encore

Peut-on être résolument optimiste ? Nous avons fait de grands progrès, c'est vrai. Nous comprenons de mieux en mieux les processus biochimiques qui sont à la base même de la vie. Nous commençons à déchiffrer le code génétique. Nous avons découvert la transmission de l'information par un gène d'une génération à l'autre, la manière dont les mutations génétiques altèrent la marche de la vie, la façon dont les virus s'incorporent à la machinerie génétique de la cellule pour transformer son évolution. Ce sont là des développements majeurs de nos connaissances. Chaque jour aussi, des améliorations parfois importantes sont apportées aux méthodes de traitement, aux techniques chirurgicales, aux procédés d'irradiation. De nouveaux médicaments sont mis au point qui arrêtent ou retardent la croissance des cellules malignes, qui aident mieux l'organisme à retrouver ses défenses naturelles. Réussites notables de la médecine et de la science.

Tous ces progrès cependant sont lents, toujours plus lents qu'on ne le souhaiterait. Au regard du nombre considérable de médecins, scientifiques et chercheurs de toutes disciplines qui participent aux recherches sur le cancer dans le monde entier, compte tenu aussi des sommes tout de même étonnantes — pas suffisantes encore, mais néanmoins considérables — qui sont dépensées pour ces recherches, on pourrait, on devrait sûrement avancer plus vite. Car on avance, mais lentement.

On admet qu'un cancéreux est guéri lorsque sa courbe de survie a rejoint la courbe de survie de l'ensemble de la population. Sur cette base, nous guérissons actuellement 35 % des cancers, un tout petit peu plus d'un sur trois. C'est le pourcentage généralement admis. Ce qui veut dire que 65 % des cancéreux, presque deux sur trois, vont mourir. Encore cette statistique mêle-t-elle tous les types de cancer. Or les chances de guérison d'un cancer de l'estomac chez l'homme ne sont guère que de 5 %. Le cancer du sein chez la femme est guéri dans 50 % des cas avec d'ailleurs, dans ce domaine, des progrès constants dus à la chimiothérapie. Pour le cancer de la gorge, on parvient à 80 % de guérisons. Enfin les petits cancers de la peau, de l'utérus, dépistés très tôt, sont guéris à 100 %.

Les statistiques globales ne distinguent pas plus les âges des malades que les types de cancer. Or, pour la leucémie, on peut admettre que s'ils sont très bien soignés, si on évite dès le début de les rendre résistants à certains produits, 40 % des enfants de moins de quinze ans seront guéris. Ce n'est valable toutefois que pour certaines formes de leucémie et comme d'autres formes sont moins bien connues, plus difficiles à soigner, le pourcentage d'ensemble de guérisons d'enfants leucémiques doit s'établir aux alentours de 20 %, un sur cinq. Mais si on parle de la leucémie des adultes, le pourcentage tombe à 5 % environ, et près de 95 % meurent.

Ainsi, malgré les réussites de la recherche fondamentale, malgré tous les progrès de la médecine, de la chirurgie, de la pharmacologie, le cancer qui frappe en gros un homme ou une femme sur quatre au cours de son existence tue encore deux sur trois de ceux qu'il atteint. En d'autres termes, sur cent personnes, vingt-cinq auront un cancer, huit guériront, dix-sept mourront. Il n'y a pas un seul des grands cancers dont nous connaissions vraiment la cause. Ce qui reste à découvrir est infiniment plus important que ce qui a été jusqu'à présent découvert. La route sera encore longue et difficile.

L'horreur et la résignation

Après les seize histoires — vraies, hélas ! — sur lesquelles s'ouvre ce livre, on avait mal. Mal de l'angoisse, de la souffrance, de la mort de ces enfants, de ces hommes et de ces femmes tombés sur la route. Mal à leurs poitrines déchirées, à leurs membres amputés, à leurs corps martyrisés. C'est-à-dire mal pour eux. Pas pour nous, les bien portants.

Cette fois-ci, on a peur. Peur pour nous, qui sommes si vulnérables, si fragiles, si menacés. Ces soixante-quinze milliards de petits ordinateurs, nos cellules, comment serait-il possible qu'aucun ne se détraque, ne se bloque ou ne s'affole tout au long de notre existence ? Comment être assurés que nous résisterons à tous ces assauts, que nous éviterons tous ces pièges, que nous survivrons à toutes ces menaces ? C'est miracle si nous échappons au rongeur tapi en nous et qui nous guette, miracle de lui avoir jusqu'à ce jour échappé. Mais peut-être que déjà...

A cet effroi qui ne peut manquer de nous étreindre s'ajoute un sentiment de stupeur, d'indignation presque. Ainsi, c'est tout ce que l'on sait ! L'énormité de ce qui reste encore à découvrir achève de nous écraser. Nous voici, aveugles et sourds, enfermés dans un cachot obscur dont nous cherchons désespérément la clef, écorchant nos mains aux pierres de la muraille et meurtrissant nos poings contre la porte sans parvenir à l'ébranler. C'est à peine si, sous cette porte, filtre une vague lueur, si ténue qu'on ignore même si elle vient du jour ou de la nuit.

Ah ! Qu'on nous parle plutôt de braves maladies bien classiques, bien connues, familières même si on doit en mourir ; ou de bons accidents, dès longtemps répertoriés, étiquetés, classés, si mutilants ou même meurtriers qu'ils soient. Là, nous nous sentons presque en sécurité, en pleine clarté en tout cas. Mais pas cette horreur, cette bête ignoble qui vient d'on ne sait où, du fond des âges, qui dévore et qui détruit sans qu'on soit jamais tout à fait sûr de l'avoir arrêtée dans son élan, de l'avoir atteinte et blessée, de l'avoir abattue, et sans qu'on puisse jamais l'entendre arriver, la reconnaître avant qu'il ne soit trop tard, la nommer, non, pas cela !

Le cancer est porteur de mort, dit le médecin. Tant d'autres maux le sont aussi, qui pourtant n'ont pas sa hideuse réputation même s'ils font des ravages, ne provoquent pas cette peur qui noue le ventre et fait trembler les plus courageux. Pourquoi en va-t-il ainsi ? Pour deux raisons au moins, dont chacune suffirait.

La première, parce qu'il ne frappe pas avant d'entrer. Il n'avertit pas, n'envoie pas en émissaires ces frissons, ces fièvres, ces douleurs qui marchent généralement à l'avant-garde du malheur. Il est là et quand on le découvre, il est toujours tard, il est souvent trop tard : la guerre est déclarée, elle est déjà plus qu'à demi perdue. Il faut cent jours en moyenne, nous explique-t-on, pour qu'une cellule en donne deux. Donc ce sera cent jours pour un cancer du sein ou des bronches, mais parfois beaucoup plus, parfois beaucoup moins ; et le mal peut aussi bien attendre sept ou huit ans avant de se manifester sous la forme d'un cancer du poumon que quelques jours pour la leucémie aiguë de l'enfant. En prenant le volant, en franchissant la passerelle de l'avion ou du navire, en craquant une allumette, l'image du choc, de la chute, du naufrage, de l'incendie traverse fugitivement l'esprit ou au moins, même si on ne la perçoit pas, habite confusément l'inconscient. Mais cet ennemi-là, qu'on y pense sans cesse ou qu'on refuse de l'envisager jamais, peu importe, cela ne change rien. Ce n'est pas une maladie, un accident, un malheur, c'est le *fatum* dans toute sa sinistre majesté.

La seconde raison pour laquelle il fait peur, n'est-ce pas précisément qu'on ne sait presque rien de lui, en tout cas pas l'essentiel ? Le mystère de son origine, le secret de son cheminement, l'énigme de sa stratégie, tout en lui et jusqu'à sa nature est clandestin, occulte, caché. Il arrive même, on l'a lu, qu'il s'avance à découvert, puis soudain cède et recule en désordre, sans motif apparent, sans qu'on puisse expliquer pourquoi il se retire et se reconnaît vaincu, pas plus qu'on n'a été capable de dire pourquoi il était venu et jusqu'où il progresserait. Alors quand le médecin assure qu'en procédant de telle façon, en utilisant telles armes, en combinant telles tactiques, il lui arrive de l'emporter, de gagner la bataille, de mettre l'assaillant en déroute, qu'il y parvient de plus en plus souvent, de mieux en mieux, qu'il est même des cas où il réussit à vaincre à tout coup ou presque, nous enregistrons ces bulletins de victoire, mais comment ne serions-nous pas, au fond de nous-mêmes, résolument sceptiques ?

Qui croit-il donc convaincre alors qu'il apparaît lui-même si hésitant, qu'il varie dans ses verdicts comme dans ses méthodes, qu'il est hors d'état de dire pourquoi il a gagné ici et perdu là ? Qui espère-t-il donc rassurer avec ses dix pour cent et ses cinquante pour cent qui, en moyenne, n'en font jamais que trente ? Que nous importent ses trois points gagnés ici, ce progrès de cinq points là, salués comme autant de succès remarquables, bien que non encore réellement décisifs ? Qu'avons-nous à faire de cette découverte déclarée capitale mais qui n'éponge tout compte fait qu'une minuscule goutte d'eau dans cet océan d'incertitudes ? De cette invention jugée géniale, mais qui n'éclaire finalement qu'un infime grain de sable sur le chemin où les savants continuent à trébucher dans l'obscurité ? A chaque jour son pas en avant, à chaque mois son remède-miracle, à chaque année sa grande découverte annonciatrice d'une nouvelle espérance qui sera bientôt ruinée par quelque ruse, quelque riposte, quelque obstacle imprévus. Et puis l'hécatombe continue.

Ah ! Si le médecin venait nous dire, demain, preuve à l'appui, qu'il tient enfin solidement les deux bouts de la chaîne, qu'il a identifié la cause et imaginé le remède, qu'il suffit désormais d'un cliché, d'un dosage ou d'un signe pour déceler la présence et l'approche de l'ennemi, d'un sérum pour lui barrer la route, que tout est clair désormais, comme nous serions tous soulagés de cette peur, de cette angoisse qui nous étreint à l'idée que le monstre est là et rôde dans l'ombre.

Les savants ne nous disent pas qu'ils appellent, autant et plus que nous, de leurs vœux ce jour béni. Nous le croyons volontiers, nous le savons bien. A quoi bon ajouter aussitôt qu'ils font tout ce qui est en leur pouvoir pour rapprocher cet instant ! Nous l'imaginons aisément et d'ailleurs nous ne les accusons pas, nous ne leur faisons aucun reproche.

Mais en attendant, parce que chacun de nous court le risque d'être attaqué demain et l'est peut-être déjà depuis hier sans qu'il le sache, parce que ce malheur-là appartient au domaine de l'inconcevable, de l'impénétrable, de l'insupportable, nous avons peur et nous avons raison d'avoir peur.

***

Si l'on quitte la jungle des terreurs pour le jardin de la connaissance, comment ne pas admirer malgré tout les fruits chaque jour plus nombreux et plus beaux qui y mûrissent ? Il manque encore, c'est entendu, plus d'une pièce sur l'échiquier. Comme il s'est vite garni cependant depuis dix, vingt, trente ans et comme les cases, une à une, se remplissent !

On l'a dit cent fois, mais on ne peut se lasser de le répéter, ne serait-ce que pour clouer le bec aux contempteurs professionnels de tout progrès, pour en finir avec les utopies passéistes des nostalgiques de l'ignorance et de la misère : la science sous toutes ses formes, pure ou non, fondamentale ou appliquée, a fait plus de progrès dans les trente dernières années qu'au cours des dix siècles précédents. Il y a plus de savants au monde depuis vingt ans qu'on n'en a compté depuis trois millénaires au bas mot. Les inventions de nature à changer le destin de l'homme sont plus nombreuses depuis dix ans que depuis l'origine des temps. Que ces progrès, ces savants, ces inventions ne soient pas tous, et il s'en faut, au service du bonheur, que trop d'entre eux et d'entre elles soient à deux faces dont l'une est tournée vers le malheur, nul ne l'ignore et il serait bien naïf de s'en étonner, bien vain de s'en plaindre. L'innovation imaginée par l'homme est ce que l'homme en fait, et c'est là son destin en même temps que son génie.

Pour la médecine, le fol espoir du début des années cinquante, dû en particulier aux découvertes foudroyantes de la biologie, de la biochimie et de la génétique, a débouché sur une déception cruellement ressentie à la fin des années soixante. Tout n'était pas allé, à beaucoup près, aussi vite, aussi loin qu'on l'avait un peu imprudemment prédit. Il restait davantage de réponses à trouver qu'on n'avait résolu de questions. Même des doutes, des interrogations, des obscurités nouvelles avaient surgi dans des domaines où l'on avait cru pourtant toucher au but. A l'inverse des catastrophes et des fléaux, la marche vers le progrès et le bonheur est toujours plus lente et plus difficile qu'on ne l'attend et l'espère. L'illusion que l'homme approchait enfin du grand secret de la vie, qu'il touchait presque au but, qu'il allait acquérir les moyens de connaître l'harmonie, le bien-être et l'équilibre, qu'il ne lui resterait plus qu'à accéder à la sagesse, l'attente d'un nouvel âge d'or, tout cela n'était donc que faux-semblants ? Cette confiance était certes généreuse mais naïve et elle s'est dissipée. Il n'y a pas de grand secret, pas d'arrivée au bout du voyage, mais simplement d'autres énigmes derrière chaque mystère éclairci, toujours d'autres carrefours au débouché du chemin.

C'est si vrai qu'en ce qui concerne certains cancers il semble bien qu'on soit en train de démontrer que personne n'en guérit vraiment. Un médecin américain qui travaille à Paris, le Dr Rappaport, avait eu l'idée de demander à des malades déclarés guéris depuis quinze ans et plus de rester en contact avec lui. Chaque fois qu'un de ces malades venait à mourir, il procédait à leur autopsie. Dans dix-sept cas sur dix-neuf, il a trouvé des cellules malignes, des cellules de Sternberg, témoignant que la maladie continuait d'exister en un point quelconque de l'organisme. Tous étaient « guéris », aucun n'était exempt de cancer ; simplement, ils avaient dominé le mal et vivaient avec lui. De même un autre médecin américain, le Dr Spiegelmann, a trouvé chez des enfants leucémiques considérés comme guéris depuis sept ou huit ans les mêmes anomalies qu'auparavant ; là encore, le mal subsistait mais il était contrôlé. Si l'avenir devait confirmer ces constatations, il y aurait là un beau sujet de méditation supplémentaire pour les philosophes.

Comment ne pas admirer, dans ces conditions, les progrès réels faits d'une année sur l'autre, d'un mois sur l'autre, par les médecins ? L'exposé des quatre modes de traitements qu'on a pu lire au chapitre précédent, et particulièrement ce qui est dit de la chimiothérapie et de l'immunothérapie, laisse une impression curieuse au profane : c'est du bricolage, de l'artisanat, de l'empirisme pur. Le spécialiste avance par tâtonnements, les yeux bandés. Il pousse une pointe dans telle direction, force la dose ici, ajoute là un élément au cocktail, et c'est l'impasse, rien ne s'arrange. Alors il repart dans l'autre sens, réduit les quantités, modifie et simplifie la recette, et c'est l'amélioration, le miracle en somme. Pourquoi, comment ? Il n'en sait rien, il le constate et c'est tout. Ce médicament, ce rythme, cette méthode qui convenaient si bien à celui-ci seront sans effet sur celui-là. Encore le cul-de-sac. Il faut reculer, prendre une autre route, repartir encore dans le brouillard vers une nouvelle destination tout aussi inconnue. Le plus stupéfiant, ce ne sont pas les échecs, les mauvaises surprises, les déceptions, mais plutôt qu'il y ait malgré tout tant, et de plus en plus, de réussites. Et même des réussites de plus en plus durables dans des situations qui paraissaient initialement quasi désespérées.

Là encore, c'est une grande leçon. Coûteuse, car toute expérience se paie très cher, chacun le sait. Mais payante aussi, en définitive. Oser. S'obstiner. Tenter l'impossible. Ne jamais penser que tout va être résolu, mais toujours croire qu'on ira quand même de l'avant. Encore un proverbe stupide à mettre au rancart : il est nécessaire d'espérer pour entreprendre et de réussir pour persévérer. Ou pour tout recommencer.

***

Faire leur part au hasard et à la chance : cette fois, va-t-on enfin quitter le marais des sentiments et les sables mouvants de l'expérimentation pour un terrain plus solide ? Le temps du bricoleur de génie qui, sans moyens et sans expérience, dans son laboratoire poussiéreux, trouve le procédé ou le produit miracle en manipulant quelques éprouvettes fêlées, des flacons sales et un vieux microscope, ce temps-là est terminé. Et aussi celui de l'inventeur surdoué qui, après avoir jeté quelques calculs sur un bout de papier, se frappe soudain le front, s'écrie « Euréka ! » et présente au monde savant, d'abord sceptique et bientôt ébloui, l'idée simple, évidente, qui va résoudre d'un coup la question sur laquelle achoppaient tous les chercheurs depuis des siècles.

Sait-on qu'à l'époque où nous sommes, on signale chaque année dix, vingt, cent inventeurs de la pierre philosophale, champions de la transsubstantiation, nouveaux rois Midas qui changent à leur guise tout ce qu'ils touchent en or, en diamants, en dollars, plus récemment en uranium et, ces derniers temps, bien sûr, l'eau en pétrole ? Il n'est guère de semaine où, dans les journaux, les administrations et ministères techniques, les grandes sociétés multinationales et les institutions scientifiques, on ne reçoive la visite ou une lettre comminatoire mais elliptique de deux ou trois découvreurs du mouvement perpétuel, prêts à fournir à l'humanité l'énergie inépuisable et gratuite dont elle a si grand-soif.

Tous ont en commun les mêmes caractéristiques et préoccupations : l'ingéniosité, car leur procédé est toujours d'une absolue simplicité : il suffisait, comme on dit, d'y penser, et eux, ils y ont pensé, voilà tout ; le désintéressement, bien qu'à dire le vrai ils estiment généralement équitable d'être désormais à l'abri du besoin jusqu'à la fin de leurs jours ; la crainte d'être dépossédés de leur idée par quelque mafia, le K.G.B. ou la C.I.A. ; naturellement le patriotisme — « je ne travaille que pour la France ! » — et enfin une belle, une inébranlable assurance. Si les maniaques, les obsédés et les vendeurs d'orviétan forment évidemment le gros de cette vaillante cohorte, on y trouve parfois d'authentiques chercheurs nantis d'impressionnants parrainages ou d'incontestables diplômes, mais possédés jusqu'à la folie par leur idée fixe. Il arrive que leurs démonstrations apparemment fort sérieuses, le ton raisonnable avec lequel ils les présentent, leurs références et leur certitude, finissent presque par ébranler.

S'il est un domaine qui enfièvre ainsi les imaginations et fait tourner les têtes, c'est bien celui de la recherche sur le cancer. On sait bien, on a lu et entendu à maintes reprises, en termes catégoriques, dans des bouches et sous des plumes illustres, que seule une équipe pluridisciplinaire, disposant de matériels et de moyens d'expérimentation coûteux et sophistiqués, ayant la possibilité de confronter sans cesse ses observations et ses conclusions avec celles d'équipes analogues et de valeur comparable, peut avoir quelque chance de faire avancer les choses. Mais on est tout de même tenté de se dire qu'après tout le champignon d'où est issue la pénicilline existait dans la nature depuis toujours et qu'en écartant l'importun sous le prétexte qu'on ne trouve pas comme cela, que les choses ne sont pas aussi simples, que cela se saurait déjà et que quelqu'un d'autre y aurait pensé, on prend peut-être une lourde responsabilité, on sabote une chance, on retarde une découverte essentielle de dix ou vingt ans.

Et voilà précisément qu'un médecin, un scientifique, un chercheur, un personnage patenté, qui a fait ses preuves et les renouvelle chaque jour, qui sait parfaitement de quoi il parle, qui n'est ni un rêveur, ni un fou, vient nous exposer tranquillement que le meilleur allié, le plus grand espoir, la principale chance pour l'avenir, c'est le hasard ! Un hasard construit, espéré, envisagé peut-être, dont les voies ont certes été préparées, qui s'appuie sur des travaux solides, qui ne laisse qu'un rôle réduit, presque infime, à l'improvisation et à l'imagination, mais le hasard quand même.

Il explique à titre d'exemple qu'on s'est un jour avisé qu'on pouvait aider à guérir la leucémie avec le bon vieux B.C.G. — et là il parle d'or — idée simple dont on se dit qu'elle aurait pu, après tout, germer dix ans plus tôt dans la tête d'un tout petit chercheur de peu d'expérience, sans prestige, sans laboratoire perfectionné, sans grands crédits. Bref, le hasard.

Il assure qu'un grand pas dans la recherche sur le cancer sera peut-être accompli un jour par un physicien travaillant sur les rayons, un biochimiste ou un chimiste préoccupé des enzymes, tout à fait ignorants des problèmes qui se posent en cancérologie et qui ne seront nullement des spécialistes de cette discipline. Encore le hasard.

Il expose froidement que, de toute façon, la recherche, ce n'est pas la guerre, c'est la juxtaposition obstinée, aveugle, de quêtes obscures et apparemment inutiles, entreprises sans idée préconçue, sans but même, comme cela, presque pour s'amuser, et qui se révèlent un jour, le lendemain ou vingt ans après, importantes, voire fondamentales. Ou jamais, pour la plupart. Toujours le hasard.

Du bref tableau qu'il brosse, un autre élément montre bien qu'en effet ce n'est pas la guerre. Ou plutôt que si guerre il y a, elle n'est pas livrée par l'armée des chercheurs, unie et déterminée à se battre, résolue à vaincre, contre l'ennemi sans visage. Non : l'adversaire sur lequel il importe plus que tout de prendre l'avantage, c'est l'autre chercheur, l'autre équipe, le concurrent. Toute à ses rivalités, l'œil sur ses alliés, soucieuse avant tout de n'être pas devancée, la milice du bien manœuvre en ordre dispersé. Mieux : les armes, et d'abord la plus nécessaire dans un pareil combat, c'est-à-dire l'argent, les crédits, les milliards, font-ils défaut et doit-on voir, comme on nous le répète à satiété, dans l'avarice et l'ignorance des gouvernements et des institutions une des explications, la cause principale peut-être, de ce long piétinement ? Mais non. Des crédits, il n'y en a jamais trop. Il est scandaleux, on l'a dit souvent, que chaque année en France cinq milliards de francs se diluent dans l'alcool, cinq milliards encore s'envolent dans la fumée du tabac, tandis que la recherche contre le cancer recevra cinquante à quatre-vingts millions. (Chiffres cités par le professeur Georges Mathé dans son *Dossier cancer,* Stock). Et cependant on sent bien, au-delà des pétitions de principe, que l'insuffisance des crédits n'est pas le seul ni peut-être le principal obstacle.

Ainsi le praticien au pied du lit du malade ou plongé dans des dossiers où il faut, à tout prix et tout de suite, inscrire les prescriptions et les décisions, parce qu'un homme, une femme, un enfant sont là, à quelques mètres, souffrant, et vont peut-être mourir et parce que le temps presse, ce praticien reconnaît sans ambages que les querelles, les petites vanités et les grandes ambitions freinent une marche en avant pour laquelle les moyens disponibles paraissent cependant à peu près suffisants. Naïvement, on imaginait que la communauté scientifique mondiale et, pour commencer, à tout le moins la communauté nationale, tout entière mobilisée, marchait d'un même pas. On nous apprend qu'il n'en est rien.

Nous étions sous dix formes priés chaque année de verser notre obole pour aider des savants, équiper des laboratoires, permettre des expériences, que les pouvoirs publics, la Sécurité sociale, les riches industries de la santé, laissaient indignement croupir dans un épouvantable dénuement, dans un sous-équipement dramatique. Et nous mettions volontiers, d'enthousiasme même, la main à la poche, chacun selon ses moyens, en maudissant une fois de plus l'État, mal administré, les puissants et les riches, ces avares, ces aveugles.

Soyons francs : il pouvait arriver que nous nous disions, l'espace d'un instant, qu'après tout chacun de nous, comme contribuable, comme consommateur, comme assuré social, paie assez d'impôts, de taxes et de cotisations de toutes sortes pour qu'il soit possible de financer la recherche sans faire appel, en plus, à la charité publique ; et qu'au reste une meilleure répartition des dépenses, moins d'argent pour la guerre et davantage pour la vie, devrait permettre d'y pourvoir. Mais bien vite, nous rejetions ces mauvais alibis, ces « nyakas » égoïstes, pour nous montrer d'autant plus généreux que nous avions été effleurés par la tentation de nous abstenir.

Il faut le dire tout net : ces rivalités, même baptisées compétition et concurrence afin de pouvoir prétendre que l'émulation est le moteur du progrès, sont navrantes et dégradantes. Quant aux collectes, elles n'ont qu'une seule justification, hélas ! valable : c'est que l'État ne fait pas son travail et se borne à répartir la pénurie, trop souvent à partir de critères politiques, voire électoraux. Ce sont des attitudes comme celles-là, qui expliquent le discrédit au moins relatif dont souffre en France la recherche scientifique. Déjà trop enclins à privilégier le système D, à penser qu'un lauréat autodidacte du concours Lépine vaut bien un prix Nobel, à croire qu'on peut aisément se passer d'installations complexes et chères, d'équipes nombreuses et coûteuses pourvu qu'on fasse marcher sa tête, les Français risquent d'aller — on peut se demander à certains signes s'ils ne sont pas en train de le faire — d'un extrême à l'autre et de mépriser leurs savants, de douter de leur science et même de la science, après avoir, le chauvinisme aidant, trop attendu des uns, trop espéré dans l'autre.

Il faut en finir avec une bonne moitié au moins de ces « journées des sébiles », — trop fréquentes, dont on ne sait presque jamais, soit dit en passant, ce qu'elles ont rapporté, ni où va l'argent qui n'est pas dévoré par les frais de la collecte elle-même et les dépenses d'administration de la générosité populaire. Il faut cesser de mendier le superflu pour la recherche là où elle dispose du nécessaire, surtout si l'argent ainsi collecté n'a finalement d'autre usage que de permettre à telle équipe de dépenser un peu plus, non pour trouver du nouveau mais pour mieux damer le pion à l'équipe rivale, démontrer qu'elle s'est trompée ou qu'elle a tort. S'agissant du cancer, et la remarque vaut sans doute pour d'autres fléaux, il n'est que temps de s'occuper des malades, de s'employer à vaincre la maladie et d'abord à la prévenir à temps, plutôt que de cultiver à grands frais l'égocentrisme jaloux de quelques sommités.

Une « journée nationale de dépistage » à laquelle participeraient bénévolement, toutes portes ouvertes, tous les médecins, tous les dispensaires, tous les services hospitaliers, toutes les cliniques et centres publics ou privés de France : pourquoi pas en effet ? Qu'on ne vienne pas une fois de plus gémir sur la dépense : cela ne coûterait rien. Ni sur l'inexpérience de certains praticiens peu aptes à procéder à de tels examens systématiques : l'argument est, à leur égard, proprement insultant, car on se demande alors ce qui les qualifie pour soigner quelque affection que ce soit. Et qu'on ne vienne pas non plus mettre en doute l'utilité d'une telle journée en prétextant que le nombre de cancers qui seraient dépistés ne saurait justifier une mobilisation de cette ampleur : d'abord, on ignore absolument quels en seraient les résultats ; et ensuite, quand bien même cette journée n'aurait permis, dans la France entière, de ne déceler que dix cancers à leur début, ce serait déjà assez pour que l'expérience vaille la peine d'être tentée.

Mais surtout, une initiative comme celle-là, bien préparée, bien conduite, précédée, accompagnée et suivie d'explications, d'incitations, de bilans diffusés par tous les médias, de nature à alerter et à impressionner le public, frapperait et sensibiliserait au danger des millions de personnes. On multiplie à tout propos et parfois hors de propos à la télévision et à la radio, les recettes de cuisine, les conseils ménagers et de beauté, les leçons de psychologie, voire les cours d'éducation sentimentale ou sexuelle. Croit-on vraiment qu'il ne serait pas au moins aussi utile un jour par an — cela a été fait, mais une seule fois en vingt ans —, d'apprendre aux femmes à vérifier elles-mêmes qu'elles ne sont pas atteintes d'une tumeur du sein, d'expliquer qu'il ne faut pas négliger un grain de beauté qui saigne ou voir dans une difficulté à avaler un simple mal de gorge, de vulgariser dix autres recettes aussi simples ?

Cela aurait tout de même un autre poids que de faire apposer obligatoirement dans des lieux publics, y compris certains hôpitaux et maisons de retraite, des affiches interdisant de fumer et dénonçant la nocivité du tabac, en même temps qu'on distribue gratuitement aux malades chroniques, aux vieillards et retraités bénéficiaires de l'aide sociale — monopole oblige — les paquets de cigarettes de troupe qui leur sont alloués chaque mois par la générosité de l'administration. On objectera que dans leur état ou à leur âge les bénéficiaires de ces largesses n'ont plus grand-chose à perdre et que, s'ils aiment fumer, on peut bien leur laisser cette petite joie. C'est vrai, mais alors qu'on enlève les affiches, qu'on les dispense, et leurs visiteurs aussi, de ces mises en garde moralisatrices et hypocrites puisque ridiculisées par ceux-là mêmes qui les ont ordonnées.

Plutôt que de se chamailler, de se jalouser, puis de gémir et mendier, les glorieux combattants de la lutte et de la recherche contre le cancer ne pourraient-ils s'employer à faire prévaloir un projet comme celui de la « journée nationale de dépistage » et quelques menues réformes de cette nature ? Les arguments méprisants, les refus définitifs qui, aussi bien au sommet de l'administration, voire de la gestion politique de la santé publique qu'au seuil de trop de laboratoires de recherche et d'unités hospitalières, s'élèvent au seul mot de prévention, donnent à réfléchir et aggravent les doutes et les soupçons. La place prépondérante qu'occupe chaque jour davantage, et dans tous les domaines, l'information, quatrième pouvoir du monde d'aujourd'hui, vaut pour la médecine, pour le cancer, autant et sans doute davantage qu'ailleurs.

Une remarque encore, sur l'équipement thérapeutique du cancer. Bien qu'on emploie souvent ce terme, il n'existe pas, en France, de cancérologue. Oui, c'est ainsi : pas un seul. Personne ne peut se prévaloir de ce titre. Officiellement du moins. Car il s'agit d'une spécialité médicale non reconnue dans notre pays. Ceux qui se déclarent cancérologues sont des médecins qui se décernent ce titre les uns aux autres, qui se recrutent par cooptation, qui d'ailleurs s'excommunient mutuellement autant qu'ils se reconnaissent pour tels.

Où les trouve-t-on ? En petit nombre, dans les services, établissements et centres hospitaliers où l'on soigne le cancer dont ils sont, en fait sinon en droit, les spécialistes. D'où viennent-ils ? En grande majorité, de la médecine générale ou d'autres spécialités, reconnues celles-là, sans avoir reçu pour la plupart de formation spéciale, même s'ils ont achevé leurs études de médecine il y a vingt ans et davantage. Dans les cinquante Facultés et Écoles de médecine françaises, on compte en tout huit chaires de cancérologie. Il n'existe pas de diplôme de spécialité. Cet enseignement ne revêt aucun caractère obligatoire pour les étudiants et il est d'ailleurs peu suivi.

On nous a dit aussi qu'il n'y a pas beaucoup de centres médicaux valables. Sur les vingt centres anticancéreux qui fonctionnent en France métropolitaine, sept seulement ont un département de chimiothérapie, un seul un département d'immunothérapie. Ces centres qui soignent à peu près un cancéreux sur cinq appartiennent presque tous au domaine privé. Le directeur, qui est parfois un chirurgien, parfois un radiothérapeute, fait ce qu'il veut et il est tout naturellement enclin à donner la priorité à sa discipline. Alors, ici, on opère à tour de bras, tandis que là, cinquante ou cent kilomètres plus loin, on préfère irradier. Les bonnes unités hospitalières sont assaillies et ne peuvent faire face à la demande. Ainsi le professeur Lucien Israël écrit-il que l'Unité de Lariboisière qu'il dirige et qui n'a aucune existence légale, équipée pour donner en 1971 un millier de séances de soins, a dû traiter en 1975 six mille cinq cents malades. Et partout ou presque, la situation est la même.

Inégalité dans la vie, inégalité dans la mort, mais quelle inégalité aussi devant la maladie ! Du moins celle-là pourrait-elle être atténuée et corrigée s'il est vrai que les deux premières ne peuvent être annulées. Ce sous-équipement est une honte. L'absence d'un statut des spécialistes, l'absence d'une formation minimale obligatoire de tous les futurs médecins, la dangereuse fantaisie qui semble présider à l'organisation de certains centres, fantaisie qui n'est peut-être pas toujours exempte d'arrière-pensées, voire d'intérêts particuliers, le caractère dérisoire des possibilités d'accueil, l'ignorance inévitable des progrès de toutes sortes faits pour le diagnostic et le traitement depuis dix, vingt, trente ans, tout ce désordre, cette foire d'empoigne, ces insuffisances dramatiques, voilà un beau sujet de méditation et d'intervention pour les responsables de la santé publique, de protestation pour les cancérologues. On a beau tendre l'oreille, on n'entend pas les cris furieux, les mises en garde véhémentes, les réquisitoires qu'on serait en droit d'attendre.

Une maladie qui atteint dans le cours de sa vie un Français sur quatre, qui tue deux sur trois de ceux qu'elle frappe, qui figure au second rang sur les tables de mortalité, qui porte tant d'angoisse, de souffrances et de malheur, est moins violemment dénoncée, moins ardemment combattue et, malgré le savoir et le dévouement de quelques-uns, l'honnêteté à n'en pas douter de beaucoup qui font ce qu'ils peuvent, moins bien soignée en définitive que presque toutes les autres. Ce n'est plus seulement une carence, une insuffisance provisoire à laquelle on va, c'est promis, remédier sans tarder et que l'on peut déplorer avec plus ou moins de vigueur et d'ardeur, comme on le fait rituellement pour l'alcoolisme, le tabagisme ou les accidents de la route. A ce degré, la faute atteint une telle gravité qu'elle devient un fait de société, à porter au débit de notre société.

***

Par-delà ces éléments du constat, inspirés par l'exposé technique et pratique du spécialiste, que de réflexions encore on aimerait faire sur le fond des choses ! L'immunothérapie, dernière-née des thérapeutiques, vise à renforcer les défenses naturelles de l'organisme contre les agressions. D'étranges horizons s'entrouvrent à cette idée, toute simple en soi, si elle est infiniment complexe à mettre en pratique.

En apparence, quoi de plus naturel et de plus souhaitable : aider notre corps à réagir à la menace, le mettre en état de repousser l'invasion, l'amener à produire de lui-même les cellules saines qui vaincront le mal. Mais on peut aussi imaginer le contraire et voici qu'aux variantes élaborées de l'art de détruire, à la guerre nucléaire, chimique, bactériologique, s'ajoute la guerre anti-immunitaire, celle qui abaisserait les défenses, ouvrirait les portes, livrerait la place sans combat.

On peut aussi pousser plus loin le raisonnement, sinon la méthode : pourquoi ne réussirait-on pas un jour à nous doter tous, et dès la naissance ou le plus jeune âge, d'une armure à l'épreuve de toutes les attaques, d'où qu'elles viennent et quelle qu'en soit la nature ? On ose à peine poursuivre : cette fois, les portes qui s'entrouvrent sont celles d'une longévité à peine concevable aujourd'hui, cent ans pour tous, cent cinquante ans pour les mieux protégés et davantage même... Mais l'un des objets de l'immunothérapie, appliquée aux greffes d'organe, consiste à faire tolérer par l'organisme une présence étrangère si elle est utile : est-ce verser dans une science-fiction de mauvais aloi que de prévoir le jour, lointain sans doute, où on bricolera un corps comme on fait d'un moteur, réalésant ici, changeant une pièce là, grattant et décapant ailleurs, serrant quelques boulons et contrôlant l'usure ?

Pourquoi ce qui est déjà tenté pour remettre en état la mécanique humaine ne le serait-il pas pour guérir et transformer l'esprit qui l'anime et la conduit ? Les opérations du cerveau modificatrices de la personnalité ne sont plus, elles, du domaine de la fiction. Mais une immunothérapie du cerveau et du système nerveux qui le renforcerait pour qu'il combatte et élimine de lui-même les pulsions mauvaises et favorise les bonnes ? Encore et toujours la langue d'Ésope : la meilleure et la pire des choses, à la fois, selon l'usage qu'on en fait.

En tout cas, sans aller aussi loin, la mise en garde et en défense de l'organisme incline à la modération dans le jugement. Déjà, nous avons lu qu'un grand fumeur peut parfaitement échapper au cancer du poumon, non par pur hasard ou chance, mais simplement parce qu'il ne possède pas un caractère précis, récemment identifié, qui sensibilise à la fumée. On assène à tous les fumeurs, sans distinction, des pourcentages impressionnants : ils ont, leur dit-on, quatre, six ou douze fois plus de risques d'être atteints que les non-fumeurs. Et de jongler avec le nombre de cigarettes quotidiennes, de leur annoncer solennellement que chaque bouffée abrège leur existence de tant de minutes, bref de les culpabiliser pour les conduire à la sagesse.

Or, sous les formes sommaires et péremptoires qu'elle revêt en général, toute cette littérature terroriste repose sur divers mensonges et erreurs. Loin de nous la pensée de nier que le tabac, la cigarette essentiellement, soit à l'origine de 95 % des cancers du poumon : puisqu'ils le disent, cela doit être vrai, admettons donc. Cependant, puisqu'il faut aussi posséder en plus un caractère génétique, il y a une chance à côté du risque. Et naturellement le pourcentage diminue avec l'âge : si, par hypothèse, à trente ans un fumeur de trois paquets de cigarettes court trois fois plus de risques, il n'en courra plus que deux fois plus à cinquante ans et à soixante-dix ans 1,02 par rapport aux non-fumeurs. Ce qui fait qu'on rencontre davantage de vieux fumeurs que de vieux médecins.

Une autre idée qui vient à l'esprit : traités par l'immunothérapie, certains réagissent bien et guérissent; pour d'autres, pourtant placés, semble-t-il, dans des conditions identiques, soignés de la même façon, à partir d'une situation comparable, rien n'y fait. Et s'il en allait de même dans le domaine moral? Chez l'un, les défenses naturelles jouent à plein, et vous avez un honnête homme. Pour l'autre, elles s'abaissent, s'évanouissent, et c'est un violent, un criminel. Le parallèle avec l'autre malédiction, la schizophrénie, en dit long. Où est la clef du mystère qui fait que celui-ci est frappé — de cancer, de folie ou de troubles de la personnalité qui font de lui un meurtrier — et celui-là épargné? A partir de là, c'est un autre regard que nous portons sur la justice des hommes, sur la prison, sur la guillotine et, plus prosaïquement, sur le caractère, le comportement, les actes de nos semblables. La société se défend en internant, en enfermant, en coupant en deux s'il le faut pour assurer, croit-elle, son immunité, sa pérennité à elle. N'est-elle pas embarquée dans la mauvaise direction, vers l'impasse, ne tourne-t-elle pas le dos à la bonne voie ? Cela va loin.

Si loin qu'on ne peut aborder qu'en tremblant l'ultime question : et si, dit tout tranquillement notre médecin, le cancer comme la mort faisait partie intégrante de la vie ? S'il en était un élément indissociable ? Une fonction modératrice a été exercée depuis les débuts de l'humanité par la mortalité infantile, par les maladies précoces, par les épidémies, par les famines, par les guerres, par les luttes meurtrières des hommes entre eux. On est loin encore de sauver tous les nouveau-nés, mais les progrès sont néanmoins considérables dans ce domaine. On est loin de guérir tous les malades, mais même dans les régions les plus défavorisées du monde l'espérance de vie a augmenté et augmente chaque jour de façon spectaculaire. La moitié de l'humanité souffre de malnutrition ou de faim, et c'est la honte de ce siècle prétendument civilisé : du moins constate-t-on à cet égard une prise de conscience qui ne peut que déboucher un jour, et le plus tôt sera le mieux, sur une action à l'échelle de la planète.

Les guerres, la violence sont-ils inhérents à la nature humaine ? On peut en douter et on doit faire à tout le moins une pétition de principe en affirmant avec force, obstinément, qu'il ne saurait en être ainsi. Le 1er janvier 1977, il y eut certes dans le monde des hommes qui sont morts, tués par d'autres hommes, des torturés, des affamés, des opprimés, des victimes ; et des millions de malheureux qui souffraient, emprisonnés, brutalisés ou contraints. Mais du Viêt-nam en Afrique du Sud, du Proche-Orient à l'Angola, du Chili en Irlande, il n'y avait plus rien qui réponde à la définition de ce qu'on nomme la guerre, au sens propre et strict du terme, dans son acception la plus large et ferme. Ce n'est sans doute qu'un entracte et la misère elle aussi est une guerre, une guerre sociale, une guerre mondiale. Toutefois, là encore, à défaut de la paix et de la fraternité universelles, un certain progrès se fait jour dans la conscience des hommes.

Alors le cancer serait-il la forme que revêt désormais la malédiction ancestrale ? Faut-il croire que le nouveau régulateur, le nouveau modérateur de la durée de la vie humaine et de la multiplication indéfinie de l'espèce, c'est ce mal que nous portons tous en nous ? Mais dans ce cas, pourra-t-il être un jour expliqué, dominé et jugulé ? Ou bien doit-on penser qu'à l'inverse des autres fléaux, de la mortalité infantile en voie d'être réduite à un simple coefficient, de la plupart des maladies aujourd'hui mieux connues, demain sans doute mieux guéries, de la faim, de la violence, de la guerre qui devraient finir un jour peut-être par reculer, le cancer, lui, ne cédera jamais ?

La foi dans le progrès sans limite de la science et de l'homme, l'espoir du bonheur universel, c'est l'utopie suprême. Et si la nature elle-même assignait, dans notre corps, dans nos cellules, dans notre substance, cette limite-là à l'utopie, à l'espérance ?

III

LES MÉDECINS

Médecin, un métier comme un autre

Pour celui qui l'exerce, la médecine est un métier comme un autre même si son objectif est plus noble. Ce n'est pas le cas, pas du tout, pour celui qui en a besoin. Les malades, et c'est bien normal, n'admettent pas l'insuffisance, l'incompétence, l'ignorance, l'avidité et la faillibilité. Un ourlet raté, cela se pardonne ; une injection, non. Un moteur mal mis au point, on peut le tolérer ; pas un traitement. Une prévision financière erronée, on l'oublie parfois ; une erreur de diagnostic, certainement pas. Ce n'est que justice : l'enjeu, c'est votre propre corps, c'est votre vie.

On voudrait que la profession médicale soit parfaite, que les médecins soient à l'abri des erreurs, des fautes, des faiblesses que connaissent tous les autres ouvriers. Or il n'en est rien. La proportion de bons et de mauvais professionnels est exactement la même qu'ailleurs. Il y a de bons et de mauvais médecins comme de bons et de mauvais cordonniers, épiciers, mécaniciens ou plombiers ; il y a des médecins intègres et d'autres malhonnêtes comme il existe des ministres ou des journalistes scrupuleux et d'autres achetables ou vendus. La sélection qui fait qu'un homme est respectable, dans sa vie et dans son métier, est la même partout.

Les bonnes adresses

Les bons médecins, il faut les connaître. Pourquoi la profession médicale échapperait-elle à la loi générale qui veut que la valeur, le talent et même le génie, la sottise aussi, ne soient pas également répartis ? Il faut avoir les bonnes adresses, comme pour les restaurants. On rêve parfois d'une sorte de guide des médecins et de leurs hôpitaux analogue au Michelin, au Kléber-Colombes, au Gault et Millau. Ici, bon lit, bon service, mais soins médiocres. Là, chirurgie excellente, mais service après-vente — pardon : soins post-opératoires — qui laissent dangereusement à désirer. Ailleurs, praticiens compétents, personnel soignant aimable et dévoué, mais équipement insuffisant... Que de procès en perspective !

Pourquoi ne peut-on pas dire, par exemple : si votre enfant est malade, allez à l'hôpital des Enfants-Malades, chez X. ? S'il doit être opéré, aux Enfants-Malades encore, ou à Trousseau, chez Y. Si votre femme est enceinte, conduisez-la à l'Hôtel-Dieu, chez Z, ou bien à Port-Royal, ou encore à Clamart. Pour les reins, à Tenon, chez M. ou à la Pitié, ou encore à Necker. Et à Lyon chez N. Pour le sang, sur la rive droite, près du canal ou sur la rive gauche, dans la banlieue. Pour la médecine générale, trois hôpitaux seulement : la Pitié, Ambroise-Paré et Foch. Le cancer, c'est Villejuif, ou Bordeaux, ou Reims, ou Nice, ou... Pour vous faire enlever la rate, une seule adresse ; une tumeur du sein, une autre adresse. Une intervention cardiaque, Broussais, Créteil, la Pitié, Suresnes ou Montpellier... Pour les greffes du cœur, il n'y a plus le choix. Ils étaient trois, à l'origine ; mais le patron de l'une des trois maisons, qui était pourtant merveilleux, a raccroché, dégoûté, après la mort d'un malade qu'il aimait.

Dire tout cela aiderait considérablement les médecins eux-mêmes qui sont au moins aussi heureux d'avoir orienté leur malade vers le bon chirurgien ou le bon spécialiste que d'avoir posé le bon diagnostic. Les étudiants en médecine le savent bien, eux : il suffit de voir comment les internes choisissent leur place au début de chaque semestre. Ils se dirigent d'emblée vers les services où on fait de la bonne médecine et que les premiers servis prennent d'assaut. Ce ne sont pas forcément les hôpitaux qui disposent du meilleur équipement technique, mais ce sont tout simplement ceux où exercent les meilleurs médecins. Si les deux qualités de l'équipement et de la médecine coïncident souvent, si les hôpitaux les plus récents, les plus modernes, sont parmi les plus demandés, c'est parce que les meilleurs médecins de la nouvelle génération ont cherché à être nommés là où ils bénéficient des meilleures conditions et des installations les plus modernes. Ce sont les « trois étoiles ».

Oui, il y a des hôpitaux « trois étoiles », et ils sont aussi rares que les bonnes tables qui « valent le voyage ». Il y a des cuisiniers habiles et des gargotiers infâmes. Il y a des techniciens de génie et d'effroyables maladroits, des praticiens admirables et de purs salauds, des attentifs et des incompétents, des services où on soigne et d'autres où on néglige les malades, des médecins tristes et d'autres gais. Il y a aussi, suprême opposition peut-être dans ce métier où l'enjeu est la santé et parfois la vie, des veinards et des malchanceux, ceux à qui tout sourit et ceux qui échouent toujours. Et puis, il y a les hommes, avec ou sans courage, avec ou sans chaleur, avec ou sans humanité.

Les Français, semble-t-il, aiment moins leurs médecins. Par moments, on a le sentiment qu'une sorte de campagne se développe contre eux, en particulier contre les « patrons », les « mandarins ». Dans certains cas, ce n'est pas entièrement injustifié. Il existe des « patrons » qui sont d'excellents praticiens mais qui se prennent vraiment trop au sérieux, qui pontifient, qui forcent le côté magique de la profession.

On en sait qui, par exemple, tranchent sur tout et, soignant un ministre, lui donnent des leçons de politique ou, soignant un banquier, l'accablent de leurs conseils financiers. Un célèbre comédien est mort précocement parce qu'un des plus grands cardiologues de l'époque, qui le suivait, lui donnait sans cesse des avis définitifs, des instructions presque, sur la façon de jouer tel personnage, de mettre en scène telle pièce, de monter tel spectacle. Excédé, le comédien finit par lancer : *Ce n'est pas possible d'être soigné par un imbécile pareil !* Et prit un autre médecin.

Heureusement tous les patrons ne sont pas comme celui-là. Mais les meilleurs paient pour les abus, les sottises et les exactions des autres. D'où la mauvaise « image de marque » des médecins en France.

Marchands et médecins

Comment rendre confiance à ce malade désespéré auquel, après deux années d'autres traitements, on vient d'enlever la vessie parce qu'elle était atteinte par le cancer ? Le chirurgien qui l'a opéré, prenant son courage à deux mains, va lui dire, faussement penaud et l'air embarrassé : « *Mon pauvre vieux, il a fallu que ce soit avec vous que je fasse l'erreur de ma vie : j'ai cru que vous aviez un cancer, alors que ce n'était qu'un polype !* » Le malade retrouve le sourire et l'espoir pour les quelques mois qui lui restent à vivre.

Un autre chirurgien ose répondre à une jeune fille de vingt-trois ans à qui il va devoir enlever un sein : « *Vous n'allez tout de même pas pleurer pour un morceau de viande en moins !* »

Tous deux sont chefs de service dans deux grands hôpitaux parisiens et exercent apparemment la même profession. L'un est un chirurgien, l'autre un boucher.

Ce radiologue prend le temps de tracer minutieusement les champs d'irradiation sur le corps du malade qui va être traité au cobalt. Son confrère laisse dessiner les champs par une technicienne, heureusement expérimentée, mais surchargée de travail ; et un jour où l'appareil rotatif est en panne, il ordonne, indifférent aux conséquences, en sautillant d'un malade à l'autre : « *Tant pis. Faites l'irradiation fixe.* » Le premier est un radiothérapeute, le second un marchand de rayons.

On peut déranger à toute heure, même la nuit, ce praticien pourtant âgé ; et celui-là, beaucoup plus jeune cependant, coupe son téléphone. L'un est un médecin, l'autre un vendeur d'ordonnances.

Les véritables spécialistes du cancer sont très peu nombreux, en France comme dans tous les autres pays d'ailleurs. La cancérologie, on l'a dit, n'est pas une spécialité reconnue. L'étude du cancer, ou oncologie, est conduite par des médecins, mais aussi par des biologistes, des généticiens, des physiciens, des biochimistes... Le traitement du cancer est, le plus souvent, dirigé par le médecin de famille ou de médecine générale, les interventions sont confiées à un spécialiste de chirurgie générale, on fait intervenir pour l'irradiation un radiothérapeute, pour les enfants un pédiatre. Beaucoup de ces praticiens suivent leurs malades cancéreux avec compétence et dévouement, mais hélas !, il faut bien le dire, ce n'est pas vrai de tous, il s'en faut. La tentation est grande pour des praticiens surchargés de travail d'aller au plus visible sans chercher au-delà, de renvoyer avec une ordonnance de gargarisme ou de purgatif celui qui a du mal à avaler ou celle qui se plaint de douleurs abdominales, d'ordonner une pommade pour guérir une inflammation voisine d'un grain de beauté, de prescrire des massages ou des hormones là où il faudrait déceler un ostéosarcome du fémur ou un cancer du sein à son début.

1970. Le cabinet de consultation d'un médecin parisien. Beaucoup de clients. Trop. Le médecin n'a qu'à peine le temps d'examiner ces patients qui n'ont jamais aussi bien porté ce nom que dans cette salle d'attente toujours pleine. Entre un garçon de vingt ans qui se plaint d'avoir mal au genou depuis deux semaines. Examen rapide. L'articulation n'a pas l'air atteinte. La cuisse est un peu rouge peut-être, juste au-dessus du genou.

« *Tu ne t'es pas donné un coup ?*

— *Je ne l'ai pas remarqué.*

— *Tu veux un arrêt de travail ?*

— *Non, j'ai besoin de travailler.*

— *Ce n'est rien. Tu mettras cette pommade en te massant matin et soir.* »

C'était un ostéosarcome du fémur. Le garçon est mort dix mois plus tard.

1965. Le vestiaire d'un club sportif près de Nevers, après un match de rugby. Un de ses copains fait remarquer à Jean-Luc, un demi de mêlée qui a déjà joué dans l'équipe de France B :

« *Qu'est-ce que tu as là ? Tout de même, cette grosse couille, ce n'est pas normal ! Tu devrais te faire examiner.*

— *Je sais, je devrais, mais ça me gêne.*

— *Je connais un très bon médecin, très gentil. Je t'emmène.*

— *Ça me gêne.*

— *Allons donc ! Je lui téléphone tout de suite.* »

Rendez-vous le lendemain. Le copain l'accompagne.

« *Faites voir... Vous faites du rugby ? Ce n'est rien, c'est probablement dû à l'exercice physique.* »

Il repart soulagé, tranquille. C'était un dysembriome du testicule. Jean-Luc a consulté un autre médecin huit mois plus tard, au moment où le cancer avait déjà atteint les poumons. Il n'a plus jamais joué au rugby.

1967. Un village dans l'Aveyron, près de Millau. Le médecin de campagne rentre tard chez lui. Sa femme et ses enfants ont déjà dîné. Sur la table de la salle à manger son couvert est mis et sur un coin du fourneau son repas l'attend. Pendant qu'il rallume le feu, sa femme vient « au rapport » : « *Madame Sicard a téléphoné. Sa petite Noémie commence à l'inquiéter.*

— *Pourquoi : commence ?*

— *Je ne sais pas. Elle a mal à la gorge depuis plusieurs jours, et depuis ce matin elle a de la fièvre.*

— *Bon.* »

Le médecin passe à table.

« *Tu n'as qu'à y aller demain matin...* »

Au milieu du repas : « *J'ai envie d'aller voir ce soir...*

— *Téléphone-leur.*

— *Ils n'ont pas le téléphone. Et même s'ils l'avaient !*

— *Comme tu voudras.* »

Elle baisse les bras. Elle a l'habitude...

Noémie a de la fièvre, elle est très pâle et sa gorge est très rouge, très sale. Le médecin demande un examen du sang en urgence, le lendemain matin à la première heure. Au reçu du résultat, il envoie l'enfant en ambulance dans un service spécialisé, à Montpellier : c'était une leucémie aiguë et Noémie allait survivre.

1945. La Libération. Une ferme, non loin de Paris. Une enfant meurt de méningite tuberculeuse. La streptomycine et le rimifon ne sont pas encore disponibles. La mère fait appeler à Paris un très grand pédiatre, universellement connu et admiré.

Acceptera-t-il de venir ? Tout de suite, la phrase des pauvres, des paumés, de ceux qui n'habitent pas la rue de la réussite : « *Je paierai ce qu'il faudra.* » Dieu soit loué, il accepte de venir.

Espéré, attendu comme le Messie, le maître est presque béni quand il franchit le seuil de la maison. Il interroge la mère. Les symptômes : la nuque raide, les vomissements, la fièvre, les gémissements. Il entre, examine l'enfant, soigneusement ; cela prend du temps. Elles sont longues à passer les minutes du destin. Puis il recouvre l'enfant dans son petit lit, et la mère jusque-là silencieuse et tremblante : « *Alors, docteur ?*

— *C'est cinq mille francs, madame.* »

L'émotion l'avait sans doute empêché de prononcer un mot de plus.

1962. Un jeune médecin tombe malade. Cancer. Il fait appeler un « patron » qui vient le soir même et prescrit un traitement. Lorsque, quelques mois plus tard, la maladie s'aggrave, la fatigue s'accentue, le vieux médecin va voir son jeune confrère plusieurs fois par semaine, puis tous les soirs, sans exception, seulement pour lui donner confiance...

1960. Un hôtel parisien près de l'École militaire. Dans une chambre, un petit garçon hongrois et son père. Valise en carton à moitié vide, un cendrier plein de mégots et dans un lit trop grand pour lui, bercé par son père mal rasé, un enfant pâle atteint de leucémie que sa famille, confiante dans la médecine française, a amené à grands frais consulter un spécialiste parisien, grand médecin, gros travailleur, dont la réputation d'humanité n'est plus à faire, capable de trouver le mot juste en toutes circonstances. Il aura pourtant le singulier courage, à la fin de la consultation, de demander à ce visiteur huit mille anciens francs d'honoraires.

1969. Le service de chirurgie d'un grand hôpital parisien. 11 heures du matin. Une greffe du foie est en train de se terminer. L'opération a duré toute la nuit. Les transplantations de cœur ou de foie nécessitent la présence d'une importante équipe médicale et la disponibilité de deux salles d'opération, ce qui n'est guère possible que la nuit. Le chirurgien, qui a opéré pendant des heures, sort de la salle pour allumer une cigarette. Discussion sur le traitement post-opératoire. Déjeuner rapide. Il est treize heures. Puis : « *Je devrais aller opérer maintenant un fibrosarcome de la cuisse. Ça risque d'être difficile : la tumeur englobe les nerfs de la jambe et le malade risque de rester paralysé.* »

Fatigué, le chirurgien, pourtant force de la nature, demande au médecin traitant du malade l'autorisation de remettre cette intervention difficile de deux ou trois jours. « *Bien sûr !* ». La panseuse téléphone à la clinique pour décommander. Elle revient : « *Monsieur, le malade est préparé.*

— *Bon. Tant pis. J'y vais.* »

L'intervention sur la cuisse, commencée à 14 heures, s'achève à 20 heures : la tumeur est enlevée en totalité, sans léser les nerfs, par une dissection soigneuse et presque acrobatique. Le malade pourra marcher. Grâce à un traitement médical ultérieur combinant chimiothérapie et immunothérapie, le malade en 1977 vit : il est guéri.

1957. Une petite ville à 25 km de Paris. Il est minuit. Une jeune leucémique de 17 ans souffre et ne parvient pas à dormir. Elle a peur. Sa mère appelle le médecin de famille qui vient aussitôt et se montre comme à l'accoutumée dévoué et efficace. Cependant il préférerait avoir l'avis du cancérologue qui suit la malade. On lui téléphone. « *Il est gentil, il vient vous voir.* » Une heure plus tard, après avoir examiné la malade et prescrit quelques médicaments, le cancérologue reste au chevet de la désespérée pour lui parler, lui expliquer qu'au mauvais moment qu'elle traverse actuellement succéderont des jours meilleurs et même des heures de joie, pour lui donner tous les renseignements qu'elle demande sur l'évolution de sa maladie, pour l'apaiser. Il s'en va deux heures plus tard, lorsqu'elle commence à s'endormir. Vingt ans plus tard, se souvient-il encore de cette nuit d'hiver où il avait su montrer de la tendresse ?

Tant de comportements différents. Et pourtant, la même profession. Tant d'attitudes opposées. Et parfois chez le même homme.

1976. La visite dans un hôpital américain, un de ceux qui sont à la pointe de la recherche et du traitement du cancer.

Médecins et infirmières sont réunis autour du « patron », le chef du service, qui mène le jeu. Un à un, les dossiers des malades sont examinés. L'interne fait pour chaque malade le récit des dernières 24 heures et indique les résultats des examens ou analyses pratiqués. Puis les décisions thérapeutiques sont discutées en commun, loin des oreilles du malade, hors de sa présence. Tous les cas sont ainsi passés en revue et chacun participe au débat, quels que soient son grade administratif et sa responsabilité hospitalière. La visite commence ensuite auprès des malades. Les décisions médicales qui ont été arrêtées sont parfois modifiées au passage, pour tenir compte de constatations de dernière minute. La visite est orientée par le malade lui-même plus encore que par le médecin.

« *Je ne vais pas très bien aujourd'hui, docteur. J'ai beaucoup de fièvre, mes globules blancs ne sont toujours pas remontés. Pas de bonnes nouvelles, hein, docteur ?*

— *Non, pas aujourd'hui. Peut-être demain.* »

La visite continue, les malades connaissent presque tous leur diagnostic, le mal dont ils souffrent.

« *Ça va mieux maintenant. Mais cette nuit, j'ai été très mal. Heureusement le docteur Grady est venu.* »

Le patron, à l'interne : « *Grady, vous ne nous avez pas parlé de ça tout à l'heure ? Qu'est-ce qui s'est passé cette nuit ?*

— *Rien, monsieur.*

— *Je vais vous dire, docteur,* reprend le malade. *Il était deux heures du matin. Je n'arrivais plus à dormir. J'avais des pensées horribles. Ma leucémie. Ma mort. J'étais désespéré. Un sale moment. Alors j'ai appelé le docteur Grady. Il est venu. Il a été gentil. C'est pas un médecin comme les autres, il prend le temps d'écouter ses malades. Les autres médecins, souvent, sont trop occupés ou seulement intéressés par le problème médical qu'on leur pose. Ils écoutent les réponses quand on leur parle de la douleur ou d'autres signes. Mais ils n'écoutent pas réellement ce que les malades veulent leur dire. Lui, il m'a écouté. Je lui ai tout raconté : mes sentiments, mes impressions, ma frayeur. Je voulais savoir si j'allais vivre ou mourir. Il est resté au moins trois heures. Après, ça a été mieux. Je me suis rendormi, sans pilules. Ce matin je suis rassuré. Même si ça va mal, très mal, je sais que je peux l'appeler...* »

Le patron : « *Je sais, je sais. La plupart d'entre nous, médecins, sommes trop occupés pour écouter. Mais la plupart du temps, je pense que nous avons peur d'écouter.* »

Puis, en allant vers le lit suivant, en aparté, aux autres médecins : « *C'est difficile d'être trop impliqué, on en est parfois profondément affecté et cela peut peser sur notre vie...* »

La visite se poursuit. Dans un lit trop grand pour lui, un homme de soixante ans qui a une leucémie aiguë inguérissable. Sa femme se tient à ses côtés. Les visites sont interdites le matin et quand on demande à la surveillante : « *Pourquoi sa femme ?*

— *Que voulez-vous,* répond-elle, *elle est venue. Elle est là, on ne peut pas la renvoyer...* »

Le malade, aux médecins : « *Ça ne va pas très bien ce matin. Mes douleurs recommencent et mes saignements de nez. J'ai de la fièvre. Ce n'est pas de chance. J'arrivais au moment de ma retraite. J'aurais enfin pu offrir à ma femme quelques bons jours. Elle les avait bien mérités, vous savez !* »

Il continue à parler, le visage tourné cette fois vers la vieille dame aux cheveux gris rassemblés en chignon : « *C'est vrai, tu n'auras pas eu beaucoup de chance avec moi. T'auras élevé nos enfants, travaillé, ça n'a pas été drôle tous les jours. Et puis, aujourd'hui où ça pourrait aller bien, cette bon dieu de leucémie qui va tout arrêter.* » Et tout en jouant du doigt avec le petit mouchoir bleu roulé autour du cou de sa femme : « *Je te demande pardon de te quitter maintenant.* »

Médecins et infirmières reprennent leur route en silence, les yeux de plusieurs d'entre eux embués.

Dans les reproches que certains adressent à la société américaine, la tentation est grande de tout mettre dans le même sac et de rendre les Américains responsables des malheurs du monde. On incrimine pêle-mêle leur cynisme, leur sens du profit, leur dureté de cœur, leur brutalité et, bien que ce soit parfaitement contradictoire, leur naïveté, leur sentimentalisme, leur optimisme, quoi d'autre encore ! Il y a, chez eux comme ailleurs, des médecins qui ne valent rien et qui ne pensent qu'à gagner de l'argent. Et puis les autres.

Ils savent ouvrir toutes grandes leurs portes à ceux qui vont les voir, les interroger. Tous les dossiers de malades sont accessibles et les protocoles de traitement exposés. Nous aussi, nous ouvrons nos portes, mais certaines rivalités entre les équipes de recherche françaises conduisent parfois à des dissimulations dérisoires. De certaines dissimulations, les médecins des États-Unis ne sont pas exempts : seuls les auteurs anglo-saxons ont droit de cité dans leurs bibliographies. La méconnaissance d'une autre langue que la leur n'est pas seule en cause, et un auteur européen n'est cité que s'il n'y a pas moyen de faire autrement... L'impérialisme économique a toujours été le véhicule de l'impérialisme culturel et scientifique dans toutes les parties du monde.

Trop de médecins ?

On ose dire parfois qu'il y a trop de médecins. Alors que chaque jour des malades n'ont pu recevoir tous les soins nécessaires; que les internes prennent sur leur temps de sommeil et d'étude pour parvenir à les voir tous; que, pour aider ces derniers, les externes sont trop peu nombreux. Alors que, par les progrès de la médecine et de l'hygiène, la vie des hommes va se prolonger et augmenter le nombre des consommateurs de soins; qu'avant même qu'on puisse guérir totalement le cancer, de nombreux malades vont du moins voir leur existence prolongée et exiger des soins constants. Malgré tout cela, le malthusianisme des études médicales ne révolte ni ne choque les ministères français de l'Éducation nationale et de la Santé. Il y a trop de médecins, ose-t-on dire. Le temps approche de la sélection obligatoire et de la bénéfique élimination : le pourcentage de médecins par habitants est jugé maintenant suffisant et l'accroissement de leur nombre dans les années à venir ne pourrait, assure-t-on sans rire, que desservir les malades et les médecins eux-mêmes, en aboutissant à une prolétarisation de la profession.

Même si c'était vrai... Et les infirmes d'au-delà des frontières, les affamés du Tiers-Monde, les négligés de la civilisation, les laissés-pour-compte du progrès qui vivent — c'est peu de le dire, qui attendent de mourir — à trois heures d'avion de vos ministères, est-ce qu'ils ont assez de médecins, eux, pour les aider ? Ouvrez les fenêtres de vos bureaux, regardez plus loin que les verres de vos lunettes qui ressemblent tant aux grillages que vous placez autour de vos jardins : fabriquez donc des médecins pour l'extérieur si vous pensez vraiment en avoir déjà trop sur place.

Et si chaque futur médecin avait le choix d'opter éventuellement, en apprenant deux langues nouvelles, celle de la médecine et celle du pays où il souhaiterait se rendre ? Ne serait-ce pas la seule sélection acceptable : non la sélection par le choix de correcteurs bureaucrates, mais la sélection par soi-même et le choix de l'espoir.

Docteur, vous qui savez...

Les fautes des médecins, dit la sagesse populaire, la terre les recouvre. Oui les médecins se trompent, comme les autres. Il en est de bons, et aussi de mauvais, pourquoi pas ? Il reste qu'on dit « les médecins » comme on dit « les avocats » ou « les ingénieurs », voire « les journalistes » et que le terme les confond tous, bons et mauvais, précieux ou redoutables, honnêtes ou charlatans, dans une même communauté. Cette communauté médicale exerce un pouvoir, elle est un pouvoir.

Comment les voit-on aujourd'hui en France, comment les Français jugent-ils leurs médecins ? L'accusation a droit à la parole, puis comme il est de règle, ce sera le tour de la défense. Commençons donc, sans précautions, sans souci de ménager et de nuancer, par le réquisitoire.

***

Le médecin, qu'il le veuille ou non, aujourd'hui dans notre société, c'est le nouveau prêtre. Perspicace, il avait abandonné la robe à rabat, le bonnet pointu et le clystère, et même la redingote, le haut-de-forme et la trousse qui leur avaient succédé, bien avant que le clergé ne laisse la soutane, le chapeau rond et le bréviaire. Le voilà devenu un homme comme les autres, parmi les autres.

Bien lui en a pris. Laïcisé dans l'apparence, débarrassé des oripeaux qui faisaient de lui une sorte d'acteur et même un personnage de comédie, il a tôt pris place au nombre du commun des mortels. S'est-il ainsi rapproché de nous ? Mais non, bien au contraire. Car s'il est un mortel, il est aussi le détenteur de secrets inaccessibles et précieux.

Le prêtre promettait le bonheur éternel, une félicité invérifiable et incertaine, en échange des souffrances d'ici-bas. Le médecin garantit la santé, c'est-à-dire la première condition du bonheur ici et maintenant, la guérison, moins de souffrances à l'heure dernière, toutes choses tangibles, concrètes. L'oint du Seigneur parlait à l'âme, travaillait dans l'extraordinaire, l'immortalité, la spiritualité ; le diplômé, l'agrégé s'occupent du corps, leur ouvrage est tout matériel, tout ordinaire, et nous savons bien que nous sommes tous mortels.

Au prêtre, le médecin a cependant fait divers emprunts. Un langage hermétique d'abord : s'il ne s'exprime plus en latin comme ce fut longtemps le cas, il parle le plus souvent sans chercher à être compris et il en est même qui s'appliquent sciemment à n'être pas compris. Le prêtre était le grand maître de la mort, le médecin se campe volontiers en grand maître de la vie. Comme l'autre, il officie selon des rites qui en imposent et pour cela revêt volontiers la blouse blanche, ornement sacerdotal, passe à son cou le stéthoscope, son amulette à lui. Ainsi transfiguré, il n'est plus le ministre d'un Dieu invisible, aux voies impénétrables, mais celui d'une déesse qui se manifeste chaque jour à tous les yeux avec éclat, la Science.

Il a hérité de son devancier l'autorité morale. On allait hier consulter le curé sur l'opportunité d'un mariage, sur l'orientation d'un écolier, sur le partage d'un patrimoine et on lui demandait de bénir les chalutiers avant la pêche, les armes et les chiens avant la chasse, les champs pour que la moisson soit belle, qu'il pleuve ou fasse soleil, toutes interventions éminemment temporelles. On interroge aujourd'hui le médecin sur les problèmes du couple, et pas seulement physiques ou sexuels, sur le comportement et l'équilibre de l'enfant, sur l'organisation de la vie quotidienne et on lui demande de déclarer les hommes bons pour la guerre ou le travail, bons pour le mariage et la procréation, bons pour l'asile ou la prison, bons même pour être coupés en deux, pendus, fusillés, électrocutés sur l'ordre des magistrats et selon le vœu des jurés, avec la permission du chef de l'État et aux applaudissements des honnêtes gens. C'est lui qui, mieux que quiconque, dit le droit, le juste, le beau, le bien, le vrai, qui dispose parfois d'un mot, d'un claquement de doigts, d'un froncement de sourcils, de la destinée d'autrui, même si le choix fait ainsi n'a rigoureusement rien à voir avec la médecine.

Du clergé, il a surtout conservé, en l'adaptant, le cléricalisme. Rien de plus fermé que sa profession : sept ordinations, ordres mineurs et majeurs, canonicat, épiscopat, cardinalat. N'entre pas qui veut et, comme le prêtre, on n'en sort jamais : même s'il n'a pas vu un malade depuis cinquante ans, s'il n'a jamais exercé, s'il a fait une carrière politique ou littéraire, s'il s'est exclusivement consacré aux affaires ou à l'administration, il est toujours, jusqu'au dernier soupir, le docteur X.

Son Église se nomme l'Ordre et, comme dans l'autre, le vent de la contestation et les tempêtes du modernisme y soufflent par moments. L'Ordre ! Avec un mot pareil, on comprend bien qu'il ne s'agit nullement ici des malades, ou alors l'Église devrait changer de dénomination. Naturellement, elle défend de toutes ses forces l'orthodoxie et tonne à l'occasion de solennelles excommunications avant d'abandonner, mais à regret, l'hérétique au bras séculier. Pour frapper les foules, elle magnifie ses apôtres et ses martyrs, les canonise et institue leur culte. La bigoterie, le mysticisme s'y rencontrent et même le fanatisme. Certaines de ses pratiques ne sont pas loin d'évoquer la Sainte Inquisition et qui de nous n'a pas été condamné à faire pénitence pour expier ses fautes ?

Enfin et surtout, comme toute religion, elle se défie plus que tout des schismes. Hors d'elle, point de salut. Aussi ses théologiens et évangélistes ne cessent-ils de multiplier les sermons, les pieux ouvrages, les admonestations qui ont pour but de convaincre que les médecins, tous et toujours, sont bons, qu'ils sont généreux, qu'ils sont habiles, qu'ils sont honnêtes, qu'ils sont indispensables afin d'empêcher les fidèles d'écouter les mauvais bergers. Le clérical assume tout le clergé, bons pasteurs et brebis égarées. La preuve : jamais un médecin ne révélera à un malade l'erreur, la faute commise par un confrère. Cette étrange solidarité n'est pas seulement un réflexe de défense, un réflexe de classe. C'est un devoir et une nécessité. Car rien n'est pire, pour un clérical, que de voir se lever devant lui, apostat et bientôt rival, un autre clerc ; et qui sait ? demain peut-être, naître un schisme.

Ce tableau peut paraître forcé, excessif : il l'est en effet. Mais l'anesthésie est si largement répandue de nos jours qu'il faut hausser le ton, forcer la note pour avoir une petite chance d'être entendu, sinon d'être écouté.

***

Poursuivons le réquisitoire. Ce grand prêtre de la déesse Science dispose d'une arme absolue que le clergé a longtemps brandie mais qui, entre ses mains, tend à s'émousser dangereusement : il est celui qui sait. Jacques Lacan l'a dit : le médecin est « celui supposé savoir » . C'est le second trait de son image, non le moindre.

A partir de là, il a évidemment tous les droits. Planant à mille lieues au-dessus de nous, il manie la foudre et le tonnerre, véritable demi-dieu puissant et autoritaire, paternel et protecteur. Il sait tout, il voit tout, il comprend tout, et nous, nous ne savons rien, nous sommes sourds et aveugles, nous sommes des enfants. Il nous traite d'ailleurs comme des enfants, et nous obéissons. Nous obéissons même si bien que c'est nous, bien souvent, qui venons lui demander de nous prendre en charge, de décider à notre place, de nous dicter notre devoir, notre conduite. Nous abdiquons entre ses mains adroites avec un lâche soulagement.

Sur son ordre nous pénétrons avec respect, nus et livrés, dans ce haut lieu de l'infantilisation, ce temple du pouvoir médical en ce qu'il a de plus absolu, qui se nomme l'hôpital. Il se tait, nous écoute poursuivre à haute voix notre monologue intérieur. Puis l'esprit le visite, l'inspiration le saisit, la vérité l'envahit et la Science parle par sa bouche. Nous courbons le front, anéantis. Il sait, il sait tout. Autoritarisme et paternalisme sont les mamelles de son art.

Comment n'en irait-il pas ainsi devant lui qui possède le savoir que nous n'avons pas ? Il nous connaît jusqu'au tréfonds de notre être, alors que, lui, nous ne le connaissons pas. Il nous donne tout : les bonnes drogues qui nous rendront la force, les bons conseils qui nous permettront de guérir, les bons principes qui nous aideront à vivre. Il n'a pas seulement la science, mais l'expérience : il en voit tant que rien ne l'étonne et qu'il a réponse à tout.

Aussi peut-il dire n'importe quoi sur n'importe quoi. Une crème solaire, un dentifrice, un shampooing : « *Demandez donc à votre médecin ce qu'il en pense.* » Cette eau minérale est « *recommandée par le corps médical* ». Ce savon : médicinal. Cette cigarette : inoffensive, le médecin l'a dit. Et ainsi de suite. Ses paroles, sa moindre intonation sont sacrées et comme ses silences sont éloquents ! Nous avons parlé du prêtre, mais n'oublions pas les devins, les voyantes, les oracles : lui aussi, il prédit l'avenir. Mieux : il dispense les moyens d'éviter le mauvais sort, de modifier le destin ou au moins de le supporter.

Son savoir confine presque à la sorcellerie. Dispensé sous son aspect scientifique, il est distribué sous un aspect magique. Tout y concourt. Le rendez-vous qu'il faut prendre à l'avance : préparation initiatique. L'attente qui met en état de recevoir le sacrement. Le cadre, qu'il soit sobre ou luxueux. Ici, l'austérité l'emporte, voulue ou accidentelle : elle signifie alors que ce n'est pas le lieu qui compte. Là, le confort est ostentatoire : tableaux de maîtres, meubles de style, bibliothèque pour marquer que l'esprit souffle et qu'on a lu les livres. Pour un jeune grand patron ou chez un mandarin de gauche, Knoll et Klee seront préférés à Louis XV et Chardin. Laissons l'Empire et les barbouillages aux débutants et aux résignés. Entendez que vous êtes chez un maître qui a réussi. Ailleurs, la froideur, la rigueur dépouillée de la technique prévalent : sur les murs blancs, parmi le mobilier fonctionnel, se détachent des appareils compliqués, avec leurs voyants lumineux et colorés, leurs tubulures nickelées, leurs écrans et leurs tableaux de contrôle. L'hôpital, même crasseux et sommaire, impressionnera plus fortement encore : la cathédrale, même délabrée, en impose davantage que la chapelle.

Les honoraires enfin ; le prêtre vit des autels, le médecin perçoit sa dîme sur la maladie. Car son business, c'est la maladie, non la santé, qu'on ne s'y trompe pas. Il la perçoit en espèces, en billets qu'il froisse négligemment après avoir tendu la main et qu'il jette distraitement dans un tiroir : l'offrande en nature conciliera les bonnes grâces du détenteur de la science, apaisera la colère des dieux. Le paiement à l'acte, c'est la course aux actes et on cite des médecins qui, en travaillant il est vrai douze, treize, quatorze heures par jour, donnent ainsi jusqu'à quarante, cinquante consultations quotidiennes. L'un d'eux raconte (dans le n° 9, mai 1977, de l'excellente revue *Autrement,* consacré aux « Francs-Tireurs de la médecine ») : « *Si une fille vient, par exemple pour la pilule, il a à peine le temps de lui dire : « Bonjour. Qu'est-ce que c'est votre pilule ? Stédiril. Trois mois. Trente francs. Au revoir !* » Et un autre : « *Un jour, à la fin d'une consultation, j'ai demandé à mon malade combien je lui devais et je lui ai donné trente francs.* »

Pour les plus raffinés, l'honoraire n'existe pas ou du moins on n'en parle jamais : le montant en sera demandé par lettre, dans quelque temps, comme si on avait oublié puisqu'il s'agit d'un élément secondaire, accessoire. Un chèque fera l'affaire. On ne se hasarderait pas à adresser à son médecin, comme certains à leur tailleur, des chèques sans provision ! La pudeur, dans le relevé d'honoraires par correspondance, s'accompagne rituellement des compliments de l'expéditeur : même si le malade est mort, on sait vivre, que diable !

***

Un accessoire obligé du savoir renforce encore le caractère magique de l'acte médical : le secret. Inutile, n'est-ce pas, de démontrer qu'il n'est qu'un leurre : chacun le sait bien, et les médecins les premiers. Dire ou non la vérité au malade, c'est là une des plus graves questions de fond, et nous y reviendrons. Mais de toute façon, on la dira à un proche, à toute la famille, aux amis s'ils interrogent, aux voisins le cas échéant, à la police bien entendu... On fera signer par un tiers, oui : signer, une décharge de responsabilité avant d'opérer un enfant ou un vieillard, de procéder à une investigation délicate ou douloureuse. On avertira le spécialiste, l'autre praticien vers lequel on dirige le client, par une lettre où on dit tout et qu'on confiera à l'intéressé lui-même pour qu'il la remette en mains propres ; parfois on la lui donnera ouverte, courtoisie oblige. Et le spécialiste, le médecin traitant, répondront de la même façon. Où est le secret dans tout cela, ce secret qui ne vaut même pas un timbre-poste ?

Pire : parfois il ne faudra pas insister longuement pour que le médecin confie au patron, au chef de bureau ou d'atelier — et pas toujours par le truchement du médecin de l'administration ou de l'entreprise — la nature de la maladie, son diagnostic et son pronostic, les raisons de l'arrêt de travail qu'il a accordé. Authentifier la maladie et délivrer un arrêt de travail, dire au patron : « *Oui, M. X a bien eu la grippe et il lui faut huit jours de repos* », là se borne trop souvent l'acte médical. Et pire encore : il existe des médecins inspecteurs de la Sécurité sociale qui vérifient, avec pouvoir de l'annuler, la décision prise, le traitement et le médicament ordonnés, la cure ou l'arrêt de travail contresignés par un confrère ; et aussi des médecins d'entreprise dont la tâche consiste à aller vérifier à domicile que le travailleur absent est réellement malade. Cette police, saitelle même qu'il existe un secret médical ?

Quant au psychiatre qui dépose devant le tribunal et dont chaque mot pèse lourd, aux médecins des assurances, le médecin-conseil qui cherche à réduire par tous les moyens l'évaluation des séquelles d'un accident, l'expert qui a détaillé en longs rapports l'état de la victime, et celui qui examine à fond le postulant pour apprécier souverainement l'étendue du risque que va couvrir la Compagnie qui garantira sa vie, il y a bien longtemps qu'ils ne se préoccupent plus du secret, puisque leur métier est précisément de le trahir, qu'ils sont payés pour cela et qu'ils le font de leur mieux.

Alors qu'on en finisse une bonne fois avec cette monstrueuse hypocrisie, ce fantastique mensonge. Il n'y a pas de secret médical. Le serment d'Hippocrate, que l'on ose encore faire prêter solennellement aux nouveaux docteurs dans les facultés, est sur ce point un parjure, ni plus, ni moins. Tous les jours, par prudence ou par imprudence, par légèreté ou par nécessité, le médecin trahira le secret qu'il a promis d'observer. La seconde image du médecin, « celui présumé savoir », n'est que ternie par l'abus fait parfois de ce savoir, par certaines mises en scène théâtrales, par la préférence donnée trop souvent à la maladie sur la santé ; mais elle est singulièrement trahie par le faux-semblant du secret, un secret qui ne trompe personne et dans lequel personne ne croit plus, pas même ceux qui jurent de le respecter et s'en prévalent.

***

Troisième thème du réquisitoire : ils gagnent beaucoup d'argent. Beaucoup trop. On n'ajoute pas : sur notre dos, mais on le pense. L'argent gagné par le médecin, c'est l'argent prélevé sur le malheur, la souffrance, la mort. Voilà le grand prêtre d'une religion imposée, respectée et vécue, voilà un homme qui détient les clefs du savoir et presque le droit de vie ou de mort sur ceux qui se remettent entre ses mains ; et tout, son zèle pour la foi, son dévouement à la science, finit par une sordide affaire de gros sous.

On paiera cher et volontiers les services d'un coiffeur, d'une secrétaire, d'un vendeur : on sait, on voit ce qu'ils font, on mesure le résultat de leur travail, et puis, surtout s'ils sont adroits, dévoués, entreprenants, leur peine mérite salaire. On achètera cher, s'il le faut, une marchandise, une voiture, un bijou ou plus prosaïquement une bonne bouteille qui méritent la dépense, sûr d'en avoir, comme on dit, pour son argent. Mais la foi, la science, cela n'a pas de prix donc cela ne devrait rien coûter. Une recette, un conseil, c'est gratuit : tout au plus achète-t-on un livre de cuisine ou un guide de jardinage. Alors les recettes, les conseils du médecin, pourquoi faut-il les payer ?

Tout cela ne serait rien si la réputation des médecins, et à tous échelons qu'on ne s'y trompe pas, n'était solidement établie : ils font fortune. Tout amateur de voile vous racontera que, dans les ports de plaisance à la belle saison, le maladroit qui heurte la coque du voisin a deux chances sur trois de ne pas se tromper en s'excusant : « Pardon, docteur. » Surtout si le voisin barre le modèle de bateau que, précisément, il envie et enrage de ne pouvoir s'offrir. Vous louez un appartement ou une maison de vacances, retenez une chambre d'hôtel, envisagez d'acheter une maison dans un nouvel ensemble ou une propriété à la campagne, cherchez une place dans un camping pour votre caravane : le loueur, l'agent immobilier, l'hôtelier, le vendeur, le gardien vous confieront pour vous décider, et surtout s'il s'agit d'un immeuble, d'un hôtel, d'une résidence, d'un village ou d'un emplacement plutôt modestes : « *Il n'y a que des gens bien ici : il y a même des docteurs.* »

Prestige social certes, prestige de celui présumé savoir, mais la remarque sous-entend aussi : des gens qui ont les moyens, qui pourraient aller chercher mieux ailleurs, mais qui aiment venir ici. « *Ma fille épouse un médecin* », se réjouit cette mère bourgeoise pour laquelle, et c'est, semble-t-il, le cas pour beaucoup, le polytechnicien a perdu du terrain depuis quelques années. Entendez : elle ne manquera de rien, jamais ; son avenir est assuré. Au village, la « belle maison » qu'on montre au passage, derrière sa grille et dans son jardin, c'est bien souvent la maison du docteur. A la montagne ou à la mer, on désignera aussi du doigt le bon chalet, la grande villa en disant comme si cela allait de soi : « *Là, c'est un médecin.* »

En ville, on sait bien ce que coûte l'achat et l'installation d'un cabinet, sans parler des tableaux — même s'il s'agit de copies — qui ornent tant de salons d'attente. Et chacun sait que les grands patrons ont de grandes propriétés et d'assez gros revenus pour que le fisc puisse soudain réclamer aux plus respectables et fameux quelques millions, nouveaux bien entendu, d'impôts pour des recettes qu'ils avaient par pure distraction oublié de mentionner dans leurs déclarations. Même les médecins hospitaliers n'échappent pas à cette réputation : ils ont leurs consultations privées, leurs chambres privées et presque tout le monde ignore qu'en fait la plupart d'entre eux n'ont pas de clientèle et ne reçoivent que leur salaire.

Qu'on ne s'y trompe pas : du plus prestigieux au plus modeste, les médecins sont, pour les Français, des gens qui gagnent facilement de l'argent, qui gagnent beaucoup d'argent alors que, confusément, on pense que leur apostolat devrait aller de pair avec un complet désintéressement, que leur science devrait être dispensée gratuitement. C'est injuste, c'est stupide peut-être. C'est ainsi et il faut le savoir.

La réalité, la voici en quelques chiffres : en 1975, pour l'ensemble de leur activité, les médecins conventionnés ont réalisé un chiffre d'affaires moyen de 240 179 francs pour les généralistes, 368 693 francs pour les spécialistes, soit pour l'ensemble 296 597 francs. Après déduction des frais professionnels évalués par l'intéressé lui-même mais avant impôt, le revenu net moyen a été de 153 715 francs pour le généraliste, 217 529 francs pour le spécialiste soit 181 729 francs pour l'ensemble des conventionnés. Ces données ont été établies par le CREDOC. (Centre de recherche pour l'étude et l'observation des conditions de vie). Un autre organisme, le C.E.R.C. (Centre d'étude des coûts et revenus) avance des évaluations très voisines (revenus moyens tous frais déduits : 192 000 francs pour un généraliste, 208 800 francs pour un spécialiste). Tous ces chiffres sont, il faut le dire, vivement contestés par le conseil de l'Ordre et plusieurs syndicats de médecins. Il va de soi que les médecins non conventionnés atteignent des chiffres notablement plus élevés.

Tout cela signifie en pratique, puisqu'il s'agit de moyennes qui n'ont donc qu'une valeur indicative et relative, que la moitié des 74 000 médecins français ont gagné, avant impôt mais frais déduits, en 1975, environ dix-huit mille francs par mois, et l'autre moitié moins. Comme les frais comportent généralement en tout ou en partie le loyer de l'appartement souvent — pas toujours — à la fois professionnel et familial, l'amortissement et les dépenses d'usage d'une voiture au moins, parfois le salaire d'une secrétaire ou d'une assistante, voire plus simplement d'une domestique pour ouvrir la porte, enregistrer les appels téléphoniques et donner les rendez-vous, ce que beaucoup de femmes de médecins se refusent désormais à faire elles-mêmes, on peut prendre en compte une partie des frais estimés et soutenir que les médecins conventionnés ont encaissé pour la plupart en 1975 quelque vingt mille francs par mois.

C'est évidemment important si l'on compare ce revenu à un bon salaire d'ouvrier même spécialisé, d'employé même chargé de responsabilité, au gain moyen d'un exploitant agricole même propriétaire de ses terres. Ce n'est pas énorme au regard du salaire d'un cadre supérieur de l'industrie ou des affaires, technique, commercial ou financier, qui n'a pas toujours sept ans et davantage d'études derrière lui. Mais c'est important, c'est énorme, c'est excessif à coup sûr aux yeux de la foule qui pourtant ne paie généralement pas de sa poche les services du médecin puisque la Sécurité sociale s'en charge, mais qui considère que la science doit être pure de toute notion d'intérêt, que le dévouement au bien public ne se monnaye pas, que la santé n'a pas de prix et qu'en conséquence ses apôtres devraient être des ascètes et vivre de l'air du temps.

A vrai dire, il y a là une ambiguïté, une de plus. Car d'un côté l'aisance matérielle du médecin, les gains considérables du grand patron peuvent irriter, voire indigner ; mais d'un autre côté, cette aisance et ces gains participent aussi de son prestige et de sa réussite. « *Ils font fortune sur notre dos, ils s'engraissent de notre malheur* », entendra-t-on dire ; puis par le même et d'une même voix : « *S'il gagne tant d'argent, c'est qu'il doit être bon, meilleur que les autres.* »

Dans la revue *Autrement* déjà citée, trois jeunes médecins généralistes content l'histoire de leur installation en équipe dans une ville nouvelle de l'Isère. Un principe : avoir le temps, beaucoup de temps. Du temps pour chaque consultant afin de pouvoir lui consacrer de trois quarts d'heure à une heure. Du temps pour établir la liaison avec les équipes socio-sanitaires (hygiène mentale, service social des immigrés, bureau d'aide sociale, médecine scolaire, etc.) qui interviennent dans le secteur. Du temps pour poursuivre leur formation, tenir à jour leurs connaissances. Du temps pour faire collectivement le point sur leur pratique. Du temps pour organiser des réunions d'information avec les femmes, les enseignants, les paysans (sur les pesticides et insecticides, etc.) Du temps enfin pour ne pas faire plus de quarante à cinquante heures de travail par semaine.

Le temps est un luxe, le luxe suprême. Première conséquence : une organisation très légère afin de ne s'endetter qu'au minimum pour éviter de se trouver entraînés dans la médecine à la chaîne. Leurs locaux sont loués, leur mobilier acheté à bas prix et bricolé, chacun assure à tour de rôle l'accueil, le secrétariat et l'entretien... Dans ces conditions, l'investissement de départ, supporté à trois, s'élevait à 15 000 francs en 1975. Mais surtout le temps coûte cher : chacun a accepté de ne gagner au début que 2 500 francs par mois, bientôt 3 500 francs quand les dettes seront remboursées. C'est bien « vivre de l'air du temps ».

A une telle tentative, courageuse et — faut-il le dire ? — d'esprit militant, répond le propos désabusé d'un autre jeune médecin, « engagé » lui aussi, qui raconte : « *Quand je faisais mes visites, j'étais en casquette et en mobylette... J'ai eu droit à des réflexions du genre :* “ *Ah, c'est vous ? Parce que j'attendais le gaz aussi.* ” *Et puis, c'est passé. Mais c'est vrai qu'il y a des malades qui ne reviennent plus, des gens que ça choque.* » Le médecin doit être un Monsieur, et un Monsieur réussit, c'est-à-dire gagne de l'argent.

***

Le médecin, ce richard qui fait fortune, est évidemment un notable. Puisqu'il a du bien à défendre, beaucoup à conserver, il est évidemment conservateur. S'il en était besoin, l'acharnement d'une fraction bruyante du corps médical contre toute innovation, tout changement, toute réforme, le prouve assez.

On oublie ainsi que ce sont aussi des médecins, et pas seulement les militantes du M.L.F., qui ont poussé hardiment dans l'esprit public d'abord, dans les prétoires de la justice et les avenues de la politique ensuite, en faveur de la contraception et de l'avortement. Et que, parmi ces médecins courageux qui ont d'ailleurs encouru les foudres de leur Église, je veux dire de leur Ordre, tous, loin de là, n'étaient pas des hommes de gauche, il s'en faut. On va même plus loin et on estime très souvent que la légalisation de l'avortement a été d'abord une victoire des femmes sur les médecins. Et comme on n'entend que les glapissements, les malédictions, les gémissements des adversaires de ces réformes et de cette évolution, on est vite tenté d'en conclure, puisqu'ils sont seuls à s'époumoner ainsi, que l'écrasante majorité du corps médical est, dans ce domaine-là qui est le sien mais aussi dans tous les autres, farouchement, férocement conservateur et, au sens étymologique du mot, réactionnaire.

Ainsi la médecine serait à droite comme l'enseignement est, dit-on, à gauche. Résistante à l'innovation, elle serait, tout naturellement, l'alliée, l'aile marchante même, de la classe dominante, la gardienne vigilante des grands intérêts, la complice consciente de toutes les injustices, solidaire de toutes les oppressions. Les neuf piliers du pouvoir ne sont-ils pas, selon Joël de Rosnay : l'État, l'Église, la famille, l'école, la justice, l'armée, la police, l'entreprise et — *last but not least* — le corps médical ?

Il faut avouer que cette thèse, pour simplificatrice et même simpliste qu'elle soit, ne manque pas de vraisemblance. C'est Jacques Lenoir, alors directeur de l'action familiale, sanitaire et sociale et depuis secrétaire d'État, qui citait, en Lorraine, une femme qui a mis au monde vingt-quatre enfants, tous arriérés profonds, dont vingt-trois sont vivants. Avec tant de grossesses, d'accouchements et sans doute d'incidents de santé pour elle et ses enfants, cette femme a certainement consulté un bon nombre de médecins. Il ne s'en est pas trouvé un seul pour pratiquer sur elle une ligature des trompes. Est-ce au nom du respect de la vie ? Igor Barrère et Pierre Desgraupes, auteurs des émissions médicales de la télévision, racontent qu'ils ont rencontré un maniaque des interventions chirurgicales tout couturé de cicatrices qui était passé à vingt-sept reprises sur le billard pour vingt-sept opérations différentes, quinze fois à Paris puis, parce qu'il avait été repéré, douze fois en province et qui a trouvé vingt-sept anesthésistes pour l'endormir, vingt-sept chirurgiens pour l'opérer.

On pourrait poursuivre la liste des exemples, tirés du domaine médical proprement dit. Les médecins lorrains consultés par la malheureuse mère, les vingt-sept chirurgiens qui ont été pris au jeu du maniaque, n'étaient assurément pas, pas tous à coup sûr, différents de leurs confrères. C'étaient des médecins comme les autres, parmi les autres, et chez eux le réflexe corporatif, professionnel, conformiste, conservateur en un mot, l'a emporté sur toute autre considération et en particulier sur l'intérêt du consultant. Ajoutons toutefois qu'il serait tout aussi aisé de multiplier les anecdotes de même inspiration si l'on sortait du terrain de la médecine.

***

Voilà pourquoi les Français, à tort le plus souvent, à raison quelquefois, commencent à ne plus regarder leurs médecins du même œil. La foi vacille un peu, la science déçoit, l'appétit réel ou supposé étonne, l'infaillibilité et même la compétence sont mises en doute. A la confiance aveugle succède insensiblement une suspicion qui n'est pas plus justifiée. La médecine, c'était jadis, disait-on, la rencontre d'une conscience et d'une confiance. On a fait du chemin.

Les médecins de leur côté commencent à s'en aviser. Avec irritation pour les uns, avec indifférence pour les autres, tandis que les meilleurs s'interrogent. « *Je crois que certains de mes amis seraient encore en vie si les études médicales étaient différentes de ce qu'elles sont.* » Qui a dit cela, un adversaire des médecins sans doute ? Non, l'un d'eux, professeur agrégé, médecin des hôpitaux de Paris, Jean-Paul Escande, dans un livre intitulé *Les Malades* (Grasset, 1977). Opinion qui rejoint l'avis des intéressés eux-mêmes : répondant à un sondage de la SOFRES publié en janvier 1976 par *Le Quotidien du Médecin*, 91 % des étudiants en médecine de dernière année estimaient qu'ils n'avaient pas reçu les connaissances nécessaires pour exercer correctement leur métier de généraliste.

Aux jeunes médecins et aux meilleurs de leurs aînés, beaucoup de pratiques, d'attitudes, d'usages jusqu'à présent admis et observés et qui paraissaient aller de soi semblent inacceptables. Ils butent d'abord sur le problème d'argent, sous différentes formes.

Le journal *Libération* a procédé en janvier 1977 à une enquête cruelle. Ses rédacteurs ont téléphoné, en se faisant passer pour des malades soucieux de consulter le grand patron, au secrétariat d'une dizaine de chefs de grands services hospitaliers parisiens parmi les plus célèbres. Dix jours de suite, avec les noms et les précisions, ces échanges ont été ensuite publiés dans les colonnes du journal sous le titre « *La médecine en flagrant délit* ». Le dialogue était toujours le même. La consultation hospitalière ? Il faut attendre quinze jours, un mois, deux mois. Savoir qu'on passera par ordre d'arrivée et qu'il y a du monde. Il n'est pas sûr que le patron soit là : avec toutes ses obligations, vous savez... Mais un de ses assistants vous verra. Le coût : vingt francs, trente francs, quarante francs, remboursés par la Sécurité sociale. Un rendez-vous privé ? Tout de suite, demain, dans trois jours. Sans attente. Trois cents francs, cinq cents francs. A régler en espèces, s'il vous plaît. Où aller ? A l'hôpital aussi, naturellement, la porte à côté. Évidemment, il vous recevra lui-même, ce n'est pas la même chose.

Il y a eu aussi celui qui fait dire par sa secrétaire qu'elle ignore le montant des honoraires et qu'il les encaisse lui-même, directement. Celui qui dirige le malade pressé vers son fils, consultant dans un autre hôpital. Et même celui qui, furieux, a jugé bon d'écrire au journal pour redresser ce qu'il jugeait être d'affreuses calomnies : c'est ainsi qu'on a appris que le président de l'Ordre des médecins reconnaissait implicitement gagner au minimum soixante mille francs par mois pour son activité publique et ses interventions privées. Mis au défi de produire le chiffre de ses revenus déclarés et que le journal évaluait à plus du double, il s'est prudemment abstenu de poursuivre la polémique.

Quelle est la différence, demandait-on à un consultant qui avait pratiqué les deux, entre la consultation publique et privée ? C'est très simple, expliquait-il : à la consultation publique, il y avait un interne, trois étudiants et deux infirmières. J'ai attendu longtemps, c'était sale et j'ai été rapidement expédié. A la consultation privée, je suis passé à peu près à l'heure prévue, il y avait des fleurs dans le salon d'attente, il était seul et il m'a demandé des nouvelles de ma famille.

La consultation privée se prolonge par les lits privés à l'hôpital. Officiellement, il s'agit d'éviter aux médecins travaillant à plein temps à l'hôpital de perdre la clientèle de leur cabinet privé. En pratique, on en vient à se demander si ce n'est pas aussi un moyen ingénieux imaginé pour acheter certains médecins et non des moindres qui n'auraient pas accepté le plein temps hospitalier sans cette agréable compensation. De sorte qu'à quelques mètres de distance, dans le même hôpital, il y a les malades avec téléphone et les malades sans téléphone, les chambres à trois ou quatre, trop souvent négligées et les chambres à une personne, pimpantes et soignées.

Tout cela, les jeunes médecins le supportent de plus en plus mal. Les services hospitaliers où on a renoncé aux consultations privées, où on ne reçoit pas la clientèle particulière ne sont pas nombreux, mais il en existe tout de même de plus en plus. Le fameux secteur privé a fait son temps. L'heure est venue d'en finir avec le petit scandale que représente cette appropriation pour cause d'utilité privée de biens appartenant à la collectivité, payés par elle, entretenus par elle pour le seul profit de quelques-uns.

On objecte volontiers que les familles et les malades eux-mêmes, quand leurs ressources le permettent mais parfois aussi au prix de grands sacrifices financiers, réclament cette hospitalisation privée parce qu'ils pensent qu'ils seront mieux soignés, plus soigneusement suivis et tenus davantage informés de l'évolution de leur mal et de son traitement. Et, bien souvent, c'est vrai. On ajoute encore que ces malades, puisqu'ils peuvent rester ainsi entre les mains du médecin ou du chirurgien qu'ils ont choisi, sont moins tentés de se tourner vers les cliniques et hôpitaux privés, le plus souvent moins bien équipés et moins sûrs que l'hôpital public. Et c'est sans doute encore vrai. Mais l'argument est à double tranchant. Car si les soins, la surveillance, l'attention sont réellement, dans le secteur hospitalier privé, d'une meilleure qualité que dans le secteur public, alors c'est bien la preuve qu'il est parfaitement possible d'améliorer la situation pour tout le monde au lieu de maintenir jusque devant la maladie une ségrégation par l'argent et de répartir des hommes et des femmes qui souffrent de la même souffrance entre des wagons-lits de première classe et des couchettes de seconde.

L'interrogation sur l'argent s'élargit vite à un débat de principe infiniment plus large : celui de la nationalisation de la médecine. A ce mot, on voit se lever en poussant des cris d'écorchés vifs, les défenseurs patentés de la liberté. Invoquant le libre choix de son médecin par le malade, que d'ailleurs personne ne songe à contester, ils décrivent par avance le cauchemar de la médecine fonctionnarisée, bureaucratisée, socialisée, ils prédisent la fin des libertés médicales, c'est-à-dire de leurs confortables situations personnelles, la fin de l'Ordre, c'est-à-dire de leur Ordre, qui se caractérise par d'incroyables gaspillages de cerveaux, de matériel et d'argent, la fin du monde. Chose curieuse, ce sont pour la plupart les mêmes qui s'opposent avec la même ardeur, au nom du respect de la vie, à toutes réformes, à tout changement, à la prise en compte de toute évolution.

Les enquêtes d'opinion publique donnent régulièrement une nette majorité en faveur de la nationalisation : le nombre est du côté des moins favorisés et ce sont eux qui, à coup sûr, y gagneraient le plus, sans d'ailleurs pour autant que les mieux nantis y perdent. Vaut-il mieux, plutôt que de parler de nationalisation, envisager un « service public » de la médecine ? La tutelle de ce service public pourrait être confiée non à un ministère, mais à un organisme indépendant du pouvoir politique, une « Commission médicale nationale » où, à côté des médecins, du personnel médical et infirmier, seraient représentés les usagers, c'est-à-dire les malades. Il y a évidemment là un danger, si l'institution n'est pas réellement ouverte : celui de la reconstitution d'un autre « Ordre » ou, à tout le moins, d'un organisme finalement dominé par les médecins et qui reviendrait au plus étroit corporatisme.

De toute façon, l'heure est venue d'envisager des formules d'organisation plus adaptées à l'époque. Tout le monde y gagnera, malades et médecins. Les seuls qui auraient sans doute à s'en plaindre, ce sont les médecins chers, ceux des beaux quartiers et des spécialités juteuses, ceux qui sont à la mode et possèdent la notoriété, une notoriété dont il faut ajouter, par honnêteté, qu'elle n'est pas toujours usurpée et qu'elle est même souvent méritée.

***

Du réquisitoire, voici qu'insensiblement nous sommes passés au plaidoyer qui déjà s'ébauche. Il n'est pas sans fondement et, après avoir traité durement des excès et des abus, sachons reconnaître les mérites et les succès.

Il est vrai que ces grands patrons, ces mandarins, cibles de tant de critiques mais en même temps adulés, encensés, courtisés, ces roitelets au milieu de leur cour, régnant sur leurs sujets prosternés, ne sont pas des hommes qu'on peut aisément négliger et accabler. Que certains aient la tête tournée par les flatteries, soient saisis d'une sorte d'ivresse quand ils mesurent leur pouvoir, se laissent entraîner par l'orgueil à se juger infaillibles, compétents en toutes choses, détenteurs exclusifs de la vérité, ce n'est pas étonnant. Combien d'autres au contraire demeurent sages et modestes, gardent le sens de la mesure et surtout savent faire preuve d'humanité alors qu'ils auraient autant, voire davantage, de raisons de perdre eux aussi la tête ?

Oh ! Ce n'est certes pas la prudence qui inspire ces réserves et cet hommage. Mais il faut bien admettre, et cette fois pour presque tous, que s'ils ont acquis le savoir et l'expérience qui les ont portés là où ils se trouvent et qui leur donnent ce prestige et cette autorité, ce n'est pas par hasard, ce n'est pas, sauf exceptions rarissimes, par la brigue et l'intrigue, c'est parce qu'ils ont travaillé dur, pris des risques, douté d'eux-mêmes, en un mot parce qu'ils ont fait leurs preuves et ont mérité leur succès.

On peut rire de celui qui, au chevet d'un enfant malade dont la mère questionne timidement : « *Est-ce que je peux lui donner une poire, docteur ?* », foudroie la malheureuse : « *J'ai dit une pomme, madame.* » Ou de celui qui pontifie : « *Je ne sais pas, moi, ce que c'est qu'un rhume de cerveau. Vous avez une rhinite allergique.* » On peut s'étonner de les entendre proférer d'énormes sottises et même parfois en faire, notamment en politique, comme ce partisan acharné qui, à la face du pays en une occasion solennelle, proclamait son adhésion sans réserve, pleine et entière, « *en tant que cancérologue et parce que cancérologue* » à l'armement nucléaire. On peut leur reprocher d'avoir trop affiché leurs victoires : c'est pour cela qu'on n'accepte plus leurs échecs. On doit les plaindre de se chamailler, de se tailler mutuellement des croupières, de s'abandonner aux minables rivalités, aux déplorables concurrences qui trop souvent les aveuglent. Ils peuvent être exaspérants, odieux, pleins de morgue, cassants, autoritaires, absolus et même réactionnaires, intéressés, comédiens : après tout, ce sont des hommes. Le seul reproche sur lequel il est impossible de passer, et qui s'adresse malheureusement à quelques-uns, heureusement rares, la faute impardonnable, le seul crime, c'est d'oublier, de négliger, de mépriser l'homme.

Ce n'est pas nouveau d'ailleurs et François Sarda, dans son livre *Le droit de vivre et le droit de mourir* (Seuil, 1975), rappelle opportunément ce propos : « *Entraînée dans un tourbillon de découvertes, la médecine est comme étourdie. Ivre d'analyses et de nouveautés, elle aspire à une minute de synthèse. Sans se l'avouer, elle a peur, elle sent le danger auquel elle ne va peut-être pas pouvoir résister : celui d'oublier l'homme qui est son objet, l'homme total, être de chair et de sentiment.* » On ne saurait mieux dire. Ces lignes datent de quarante ans. Elles sont extraites de la leçon inaugurale du cours du professeur Leriche au Collège de France, en 1937.

A la décharge non plus seulement des patrons mais de tous les médecins, il faut dire ensuite qu'ils commencent à reconnaître qu'ils ne savent pas tout et qu'ils peuvent se tromper. Certes, parmi eux, le prêtre règne encore sur ses fidèles humbles et confiants, le sorcier n'est pas encore démythifié et, pour beaucoup, il reste du chemin à faire pour atteindre aux rivages de la modestie. Du moins sont-ils de plus en plus nombreux à concevoir, à tracer même de bonne grâce, les limites étroites de leur science. Peut-être l'une des causes de ce changement doit-elle être recherchée dans la disparition progressive du généraliste, du médecin de famille. Là où il subsiste, il n'est souvent plus qu'un aiguilleur qui dirige le malade vers le laboratoire, le radiologue, le service hospitalier, le spécialiste.

Le médecin de campagne qui doit prendre la maladie à bras-le-corps, quelle qu'elle soit, et qui n'a pas toujours la possibilité de faire transporter son patient à l'hôpital ou de le diriger vers le spécialiste, fait exception, c'est vrai. Mais en ville, la liste de ces spécialistes, classés par discipline, est dix fois plus longue que celle des généralistes et c'est donc vers eux, directement, que le malade se tournera, après avoir fait en quelque sorte un premier diagnostic.

Si ce diagnostic est erroné, il risque fort de se trouver pris dans un engrenage où, au mieux, il perdra du temps, un temps qui peut être précieux, avant d'être orienté vers la bonne filière. Ce n'est généralement pas la faute des médecins, c'est pour une fois celle des malades eux-mêmes, et aussi d'une vulgarisation souvent imprudente, d'une certaine presse pseudo-médicale, des auteurs de trop de dictionnaires de médecine. La responsabilité du médecin commence quand il prend à son compte l'erreur initiale et, enclin à toujours privilégier sa spécialité, néglige de critiquer ses propres hypothèses, d'interroger des confrères d'autres disciplines, de leur confier son client au risque de le perdre.

Des huit histoires qu'on a pu lire au chapitre précédent, deux reposent sur la reconnaissance explicite d'erreurs de cet ordre, commises par incompétence ou excès d'assurance ; deux autres à l'inverse ont trait à des sauvetages ; et à deux cas de brutalité, d'avidité répondent de même deux interventions exemplaires d'humanité. Enfin voilà un médecin qui admet ouvertement que certains de ses confrères sont des marchands, que nul n'est infaillible, qu'il y a les meilleurs, les bons et les autres et qui va jusqu'à appeler de ses vœux un guide Michelin de la médecine, avec bistouris, seringues et scialytiques en guise de fourchettes, toques et étoiles !

Après tout, pourquoi pas ? Pourquoi risquerait-on des procès et des poursuites si l'on informait le public dans ce domaine essentiel, alors qu'on peut impunément le renseigner ainsi sur les hôtels, les restaurants, les commerces, leurs prix, leurs qualités et leurs spécialités, tout dire sur toutes sortes de biens, de produits, de spectacles et de marchandises, qu'on a même pu trouver des guides des universités avec notes et appréciations à la clef sur les enseignants, qu'on classe les vedettes, les sportifs, les villes et même les hommes politiques en hit-parades, tableaux de performances, taux de qualité de la vie et indices de popularité ? Est-ce encore l'élément religieux qui interdit un tel sacrilège ? Si les médecins sont des hommes comme les autres, s'ils font un métier comme un autre, qu'ils acceptent d'être jugés comme nous le sommes tous. Cela stimulera ceux qui ont besoin de l'être, récompensera ceux qui le méritent et en ruinera quelques-uns pour le plus grand profit moral et même matériel de l'ensemble de la corporation.

Mais est-ce bien, comme on nous l'affirme et notamment au chapitre précédent, « un métier comme un autre » ? A la réflexion, non, pas tout à fait, pas vraiment. La matière première, c'est notre corps. La production, c'est notre santé. La finalité, c'est notre vie. L'échec, c'est notre mort. Rien de moins. Avec de tels enjeux, on demandera compte au médecin de ses moindres défaillances et, plus qu'à tout autre, on les lui reprochera. A la différence de la plupart des métiers, il serait bon, avant de le choisir, de réfléchir et avant de l'exercer, de s'interroger en toute modestie sur ses capacités.

Un métier comme un autre ? Essayez donc, si vous n'en connaissez aucun, de trouver un médecin qui accepte de se déplacer la nuit, à Paris, en banlieue ou dans les grandes villes ! Un métier comme un autre ? Alors pourquoi les démêlés d'un Charles Aznavour ou d'un Johnny Hallyday avec le fisc ne choquent-ils guère, parce qu'on admet aisément qu'un chanteur gagne beaucoup d'argent, alors que les condamnations pour fraude frappant de grands médecins surprennent : on les imagine, on les veut à l'abri de la cupidité et du mensonge. Et si c'est un métier comme un autre, n'a-t-on pas le droit de dire à nombre de médecins : alors, faites-en un autre ?

Le plaidoyer, toujours. Les jeunes médecins, encore. Ceux-ci, on l'a dit, sont moins sensibles aux problèmes d'argent, plus séduits par la liberté que donnerait une grande réforme de la médecine même s'ils n'ont pas tous, et il s'en faut encore de beaucoup, opté pour le désintéressement et le service public. Mais surtout, ils vont plus loin et commencent à s'interroger sur le pouvoir médical.

Au consultant, au malade qui pose les grandes questions de la maladie, de la souffrance, de la vie et de la mort, suffit-il de répondre aspirine, pénicilline, valium, arrêt de travail ? Il attend ces réponses, mais bien d'autres aussi et d'une autre ampleur.

Il faudrait pouvoir lui dire de dormir davantage, de se nourrir mieux, de travailler moins et cela, le plus souvent, il ne veut pas l'entendre parce qu'il ne peut pas le faire. Il faudrait pouvoir lui expliquer que sa dépression n'est pas un accident nerveux mais un refus de la vie qu'il mène ; que l'agitation d'un enfant ne s'apaisera pas à coups de calmants mais en lui donnant l'amour qu'il réclame et ne reçoit pas ; que ces maux dans le ventre, la gorge ou la tête ne se réduisent pas à une crise de foie, de fatigue oculaire ou d'angines à répétition, mais qu'ils sont le signe d'un désordre beaucoup plus profond et grave que ni quelques cachets, des lunettes plus fortes ou un sirop ne sauraient guérir, pas plus que l'alcool, une mauvaise lumière ou le froid ne les ont provoqués. Rares sont les médecins qui ont le courage de dire ces rudes vérités à ceux qui viennent les consulter.

Bref, dépourvu de tout moyen d'intervenir dans la réalité sociale, de modifier le système de vie de son malade, incapable de répondre à la vraie demande qu'il vient lui présenter et qui est simplement de lui faire accepter sa vie et son sort tels qu'ils sont, le médecin rencontre vite ses limites, les limites de son pouvoir.

Le meilleur médecin est celui qui n'est que médecin, c'est vrai. Mais la médecine ne consiste pas à soigner un organe malade, à guérir une fièvre, à améliorer une déficience. C'est l'homme tout entier, l'homme global, qu'il faut aider à vivre puisque le but essentiel est de retarder la mort. Des symptômes, il faut remonter aux causes. Et là achoppe bien souvent le pouvoir médical.

La médicalisation excessive est aussi un phénomène de plus en plus largement ressenti par les médecins eux-mêmes. On savait depuis longtemps que plus il y a de médecins, plus il y a de malades. C'est d'ailleurs l'un d'eux, le professeur Trémollières qui, rappelle dans son livre déjà cité le professeur Jean-Paul Escande, parodiait volontiers Laurel et Hardy : « *Mon ami et moi, nous avons remarqué que là où il y a des fromages, il y a des souris. — Oui, mon ami et moi, nous avons remarqué que là où il y a des souris, il y a des fromages.* »

On commence à parler ouvertement des abus d'analyses, d'examens radiologiques, de prescriptions de médicaments, d'appareils coûteux qui dorment dans leurs caisses pendant que les autres s'usent à trop servir. Les caprices de diva de certains patrons qui refusent d'entendre prononcer les mots de crédit, de prix de revient, de coût et de charges, tout ce gaspillage, cette mauvaise administration qui aboutit à des prix de journée fantastiques dans les hôpitaux, à d'incessants doubles emplois et contraint sans cesse à des choix dont les malades, les infirmières, tout un personnel insuffisant et mal payé, font les frais.

Le vieux malthusianisme, le protectionnisme, un corporatisme étroit, inspirés par des arrière-pensées pas toujours honorables conduisent à affirmer rituellement qu'il y a bien assez de médecins, trop même, mais qu'ils sont mal répartis entre les régions et les spécialités. Cette thèse égoïste, absurde, qui est pourtant la thèse officielle de la profession, ce dogme imbécile, est enfin discuté. Les progrès sont lents, la prise de conscience du moins s'accélère.

Ainsi beaucoup de médecins commencent-ils à s'interroger sur l'organisation, la nature, la finalité même de leur métier. Quelques-uns consentent à se remettre eux-mêmes en question. Voici le temps des révisions parfois déchirantes, mais bien nécessaires. Car s'ils se plaignent volontiers de ressentir un certain discrédit aux lieu et place de la vénération qui les entourait naguère, les médecins doivent s'en prendre d'abord à eux-mêmes. Ce n'est tout de même pas notre faute à nous, les malades !

IV

LES MALADES

Un malade, c'est d'abord un homme

Certains médecins, c'est vrai, sont souvent suffisants, prétentieux, sûrs d'eux-mêmes. Ils inspirent autour d'eux la crainte, le respect, parfois l'admiration. Parce qu'ils touchent le corps malade, qu'ils apposent leurs mains qui deviennent sacrées, leur profession confine à une sorte de rituel magique. Alors, au sens propre, ils ne se « sentent » plus : parés de mystère, ils acceptent trop souvent d'endosser l'habit du sorcier lorsqu'ils revêtent leur blouse blanche.

La vocation : celui qui peut dire qu'il est attiré par les malades n'est pas un bon médecin. Pourquoi avoir pour les malades plus d'affection que pour les autres hommes ? Il faut détester la maladie, aveu facile, mais il ne faut pas aimer les malades. Détester la maladie, comme il faut détester la pauvreté. Il faut être médecin pour qu'il n'y ait pas de malades, comme être socialiste pour que la pauvreté disparaisse. Les bonnes infirmières sont celles qui aiment les bien portants et qui aiment, dans l'homme alité, le bien portant qu'il va redevenir. Les mauvaises sont celles qui aiment les malades, les maternent et persistent à les traiter comme des êtres amoindris, dépendants et plus ou moins satisfaits de se trouver dans cette situation.

Pourtant si chaque malade pose un problème en soi, chaque malade n'est pas qu'un malade en soi. Il doit aussi aider à résoudre un problème dont la solution pourra, éventuellement, servir à un autre malade. Dans un service hospitalier moderne, où on s'attaque à des malades difficiles, graves, encore incurables, les malades sont utiles les uns aux autres, grâce aux investigations et aux essais thérapeutiques auxquels ils donnent lieu. Ce sont peut-être les seuls êtres humains qui appartiennent véritablement à un système social communautaire qu'on pourrait presque appeler communiste. Et le malade doit également être « pris en charge », sans que cette prise en charge soit celle d'un prêtre, ni celle d'un père car le médecin n'est ni un père ni un prêtre. Il doit essayer de faire profiter le malade de ses connaissances, mais comme les connaissances théoriques et pratiques sont entre les mains d'un homme, il doit aussi être un homme. Ce n'est pas tellement difficile : il suffit de considérer qu'on a un homme en face de soi, ce que certains oublient parfois, croyant n'avoir en face d'eux qu'un corps et se contentant de faire de la « technique ».

Il existe cependant, c'est vrai, des malades qui, comme on dit, « en rajoutent ». Car eux aussi ne sont que des hommes et peuvent être bons ou mauvais. Pour quelques-uns, leur maladie est l'aventure de leur vie et leur donne soudain une importance qu'ils n'espéraient plus en même temps qu'un inépuisable sujet de conversation. Ils jouent un rôle, prenant leur revanche sur l'anonymat, la grisaille, la médiocrité. On voit des mères d'enfants condamnés qui promènent comme un titre de gloire leur effroyable malheur. Ce sont les métamorphoses que provoque le drame chez quelques-uns, peu nombreux, car la plupart haïssent avec raison la souffrance, le mal et le malheur.

De simples cobayes ?

On demande souvent au médecin si le traitement du cancer est dangereux. De nombreux malades, sur la foi de rumeurs recueillies ici ou là, répètent volontiers que ce traitement est pire que la maladie elle-même. Un homme, une femme entrent à l'hôpital avec une petite boule qui ne les fait même pas souffrir, un petit saignement à peine gênant, un peu de fatigue. Il suffit d'un jour ou deux pour que les médecins en fassent des malades, des malheureux si faibles qu'ils tiennent à peine debout, qui vomissent, qui souffrent. Parfois même, ils se retrouvent amputés d'un bras ou d'une jambe, on leur a arraché un sein, un morceau de joue, fermé à jamais un œil qui pourtant paraissait bon. Les mutilations que peut décider le médecin paraissent sans limites. Aussi, bien des malades préfèrent-ils rester chez eux, à bonne distance du médecin et laisser la mère nature poursuivre seule sa course à la mort.

Il est vrai que, dans certains cas, la thérapeutique peut tuer le malade. Une chimiothérapie mal conduite peut ainsi, en abaissant les défenses naturelles de l'organisme, ouvrir le champ à des infections de toutes sortes, septicémies ou méningites, qui tuent avant que le cancer lui-même ait fait son œuvre. Il est vrai aussi que le médecin peut être responsable de la mort du malade. Ainsi des jeunes femmes ont-elles aujourd'hui un cancer du vagin parce que leur mère, vingt ans plus tôt, au moment d'une grossesse difficile, avait été traitée à l'aide d'hormones femelles. La maladie dite pour cette raison « iatrogénique » a été causée, involontairement bien sûr, par leur médecin qui ne connaissait pas il y a vingt ans les conséquences possibles de ses prescriptions.

Ces erreurs de parcours suscitent une autre accusation, fréquemment entendue : est-il vrai que les malades soient des cobayes ? Deux femmes ont un cancer du sein. L'une est orientée vers la chirurgie, on lui enlève le sein. L'autre est soumise à une chirurgie modérée, puis dirigée vers la radiothérapie. On retire la tumeur et on irradie ensuite le sein et les zones qui contiennent les ganglions.

Deux hommes viennent d'être opérés d'un cancer de l'intestin. L'un est laissé sans aucun traitement. L'autre doit subir chaque mois des perfusions veineuses cinq jours de suite.

Deux personnes ont un cancer généralisé, avec métastases. Elles sont toutes les deux soumises à une chimiothérapie, mais les produits utilisés dans les deux cas sont différents.

Pourquoi ? Pourquoi deux poids, deux mesures ? Cela dépend donc du médecin qu'on va voir, et parfois dans le même hôpital ? Il faut le dire clairement : on en est encore souvent en cancérologie au stade des essais cliniques, c'est-à-dire à une étape expérimentale. Dans ce cas, tous les malades, c'est vrai, sont des cobayes. Jusqu'à ce qu'on connaisse la bonne réponse, les médecins doivent chercher, essayer divers modes de traitement, varier les combinaisons thérapeutiques, de manière à réunir le plus possible de données pour les évaluer, les comparer. Quelle autre voie peuvent-ils suivre ? Et quel autre choix que de s'en remettre d'une certaine façon au hasard ?

Le hasard ! Eh bien, il faut l'avouer, nous « hasardisons » parfois et nous employons même ce mot dans un cas précis. Un nouveau produit, une nouvelle thérapeutique ont été mis au point. On ignore s'ils seront efficaces mais, les précautions élémentaires étant prises pour s'assurer qu'ils ne sont pas dangereux, on choisit de les essayer. Alors on laisse décider le hasard. Les malades sont divisés en deux groupes, constitués par tirage au sort. Un des groupes se verra appliquer la nouvelle thérapeutique, donner le nouveau produit. L'autre pas.

Moralement, c'est honnête : il serait injuste de refuser ces nouveautés à tous si elles doivent être efficaces et tout aussi injuste de les imposer à tous si elles doivent se révéler inefficaces. Mieux vaut laisser faire le hasard que de choisir en fonction du tempérament, des inclinations, du sentiment du médecin. Il est regrettable qu'en France on « hasardise » le plus souvent sans le dire aux malades alors qu'aux États-Unis on leur demande de décider eux-mêmes.

On l'a dit déjà : s'il existe dans le monde actuel une communauté qui évoque vraiment la société communiste idéale, celle où tous les individus seraient également utiles les uns aux autres quel que soit leur niveau intellectuel ou social, c'est bien la communauté des malades cancéreux. Là, tout ce qu'on fait à l'un peut être utile à l'autre, tout ce qu'on fait à ceux qui vont mourir va être utile à ceux qui vont vivre. Quelques-uns l'ont compris. Témoin ce père dont l'enfant vient de mourir de leucémie aiguë et qui, malgré sa douleur, trouve encore la force de proposer au médecin : « *Si vous croyez, docteur, qu'une autopsie de Françoise puisse être utile pour vos recherches...* » Ou cette mère qui, quelques heures après la mort de sa fille qu'elle veillait nuit et jour depuis des mois, téléphone au médecin : « *J'ai oublié de vous dire, docteur, que si le corps de ma pauvre*

Maria peut encore servir pour d'autres enfants vivants, vous devez faire ce que vous voulez. »

L'homme est beaucoup moins éloigné que certains ne le croient d'un véritable désintéressement. Encore faut-il lui donner l'occasion de le manifester autrement que dans le domaine de la consommation ou de l'argent en lui offrant la possibilité de se dépasser.

La solitude

Le malade, surtout celui qui va mal, est l'être le plus seul qui soit au monde. Victime d'une maladie encore inconnue, objet de soins mystérieux confiés à des mains étrangères, isolé face à l'équipe médicale qui tire les ficelles de son destin, tenu à distance par sa famille, à l'écart par la société, il est seul comme il ne l'a jamais été de toute sa vie, avec au fond de lui-même la pensée lancinante de la mort, de la mort possible, de la mort prochaine.

Il arrive que les médecins et même les infirmières s'en détachent. C'est infiniment plus rare pour les infirmières qui représentent le plus souvent, dans des hôpitaux où la technologie moderne accapare la vedette, le dernier rempart de la gentillesse, de la tendresse humaine. Ce refus inconscient, cette désaffection pour le malade condamné, qui réclame une aide qu'on lui refuse parfois, tient peut-être au sentiment indéfinissable sécrété par l'inconscient collectif d'une espèce vivante qui a atteint un tel degré dans son évolution, survécu si longtemps à tant de périls, tendue par la volonté de vivre et par l'horreur de mourir.

Il existe, pourquoi le nier, une sorte de répulsion envers le mourant, un sentiment de honte sourde. On a envie de continuer son chemin en tournant la tête pour éviter la compagnie de la mort. Parfois, le médecin et ses assistants nient-ils ainsi la présence de la mort et jouent-ils une sorte de comédie ridicule, presque cruelle, avec les malades désespérés. On entend des phrases du genre « *Nous allons tous mourir un jour* », « *Il faut bien mourir un jour, n'est-ce pas ?* ». Une jeune infirmière se met à pleurer pendant que la malade fait sa toilette : « *Vous êtes si jeune !* ». D'autres, qui se croient plus adroites psychologiquement, disent : « *Comme je vous admire, madame. Moi, à votre place, je me demande bien ce que je ferais.* »

Une malade a un jour confié : « *Quand j'ai appris que j'avais un cancer, j'ai eu l'impression de franchir la ligne. Vous êtes d'un côté, et moi je suis de l'autre.* » Et une autre : « *Si seulement les médecins et les infirmières voulaient bien nous considérer comme des individus, et non comme le poumon du 22, l'estomac du bout du couloir ou la leucémie du 4...* » Et encore : « *Je ne veux pas parler de ma maladie, ça va repousser les gens et les éloigner de moi. La tristesse est un poison. Même ceux qui s'inquiètent par amitié et qui participent n'aiment pas ça, ça les rend malades.* »

Il faut prendre le temps d'écouter les malades. Si l'on devait citer les deux principales qualités humaines qu'on doit exiger d'un médecin, sans doute faudrait-il retenir au premier rang la patience, puis la disponibilité, la seconde étant d'ailleurs liée à la première. C'est un élément essentiel de la profession médicale que de savoir être impliqué sans l'être cependant trop. Les malades se demandent souvent si le médecin pourra jamais lever la barrière professionnelle et réussir à parler vraiment. Pour eux, la visite du médecin est toujours attendue. Puisse-t-elle ne pas durer deux ou trois minutes !

Malheureusement, l'énergie d'un individu, son courage, sa détermination influent très peu sur l'issue finale. On voit des malades qui font preuve du plus grand courage, qui manifestent la plus belle volonté de vivre, qui acceptent sans protester ni se plaindre les infirmités provoquées par la chirurgie, les fatigues causées par les rayons, les malaises dus aux médicaments, qui témoignent par leur attitude et par leurs paroles de ce que l'on est en droit d'appeler de l'héroïsme. Et au moment même où on les voit agir et parler ainsi, les comptes rendus de l'examen microscopique, les images des clichés radiographiques racontent leur véritable histoire qui est celle d'une condamnation sans appel. La tumeur n'est plus contrôlée, elle a déjà métastasé, elle s'est installée avec voracité dans les os, les poumons, le foie, le cerveau, elle grossit vite, complètement étrangère à la volonté, aux sentiments, aux ambitions ou aux espoirs de celle ou de celui qu'elle est en train de détruire. Face à ces malades énergiques, capables de maîtriser des destins moins irrémédiables, d'un caractère sans faille, d'autres, presque falots, qui ne demandent rien à la vie et n'ont presque rien à attendre d'elle, égoïstes, sans amis, incapables de se battre, guérissent de leur cancer après une intervention banale.

C'est là aussi la grande injustice du cancer. Il ne connaît aucune règle, aucun sens, aucun modèle. Il frappe n'importe où, n'importe quand, choisit ses victimes au hasard, sans tenir le moindre compte de leur race, de leur religion, de leur richesse, de leur puissance, de leur intelligence, de leur gentillesse, de leur beauté, de leur jeunesse, sans aucun respect pour tous les critères qui jouent un tel rôle dans le monde des hommes.

Le courage ne suffit donc pas à arrêter la marche du cancer. Faut-il alors prêcher la résignation ? La grandeur de l'homme c'est de lutter. De lutter pour vivre, jusqu'au bout, jusqu'au-delà des limites, même seul, et quand ce n'est plus possible, de dormir.

Les charlatans

Il arrive un moment où un cancer s'aggrave. Ou bien ce malade peut quand même guérir. Ou bien son état va s'améliorer, mais il va rechuter. Ou même il va mourir. Ce moment crucial, les malades ne le reconnaissent généralement pas puisqu'ils ne savent pas ce qu'ils ont. Mais les familles, elles, se rendent compte. On va voir le médecin : « *Et maintenant, docteur ?* » La réponse dans la plupart des cas est : « *Maintenant, il n'y a plus rien à faire.* »

Alors les familles, désespérées, vont frapper à toutes les portes. Elles rencontrent fatalement des gens qui leur disent : « *Moi, je connais quelqu'un ou quelque chose.* » Il y a toujours, dans l'entourage, un voisin bien intentionné : « *J'ai rapporté quelque chose de Suisse* », ou d'ailleurs. Le mois dernier, c'était un champignon mexicain. On téléphone au médecin ou on vient le voir. Il lui faut essayer d'être très compréhensif. Certains médecins n'hésitent pas : « *Un champignon mexicain! Mais vous êtes complètement fous !* » Le malade, averti de son mal, est alors en droit de répliquer : « *Non seulement il n'est pas fichu de me guérir, mais en plus il m'insulte !* » Ou bien le malade prend pour argent comptant les mensonges du médecin et il se dit : « *Je n'ai même pas un cancer et je suis en train de mourir. Ce médecin est un imbécile.* » Ou encore il découvre la vérité et il perd également confiance. Dans les deux cas, il est tenté de s'adresser à d'autres, à n'importe qui, à celui qui lui promettra de le guérir.

A ce point, il arrive que le malade et son entourage soient accessibles à des pratiques qui relèvent de la sorcellerie. Des sorciers, il y en a toujours eu : guérisseurs, mages, astrologues, alchimistes de tous poils, de toutes races et de toutes croyances. Certains sont convaincus de leurs pouvoirs et croient à l'utilité de leur action, illusionnistes de bonne foi; d'autres sont de véritables imposteurs de plus ou moins haut vol. La magie, la sorcellerie, qui s'exercent aux dépens du malade cancéreux constituent une forme particulièrement odieuse de charlatanisme, car elles s'adressent à un mourant. C'est la pire des escroqueries, l'escroquerie à l'espoir. Encore faut-il ajouter que, dans certains cas, ces pratiques éloignent le malade d'un traitement qui pourrait le soulager et même éventuellement le guérir.

Le paradoxe du charlatan, qui devrait suffire à le ridiculiser définitivement, tient dans la description de ses cas de « guérison » du cancer : la médecine officielle avec ses moyens agressifs et sauvages est toujours condamnée parce que incapable, mais c'est toujours à partir des diagnostics posés par cette même médecine officielle que les malades sont comptés. Pourquoi se tromperait-elle toujours dans sa thérapeutique et son pronostic et jamais dans son diagnostic ? Ou bien il ne faut en tenir aucun compte, ou bien...

L'appel au charlatan est un phénomène terriblement répandu, terriblement commun, même dans notre société soi-disant éclairée. Pas de pays, développé ou non, pas de ville grande ou petite où ne prolifèrent les charlatans. Ils échappent aux lois en évitant de prescrire des médicaments, en se contentant d'ordonner des tisanes, des régimes ou même des produits à usage vétérinaire, avec un mot savant pour emballer le tout : « créatine » aux États-Unis, « péroxydase » en France. Et dans de nombreuses communautés, dont la société française de 1977, ils peuvent continuer à exercer ce que les pauvres gens abusés appellent leurs talents, aussi longtemps qu'ils ne se rendent pas directement coupables d'un meurtre. Indirectement, ils en sont très souvent responsables. Le malade dupé et sa famille ne se résolvent que rarement à les poursuivre, convaincus qu'ils sont habituellement que le « docteur » — car il s'agit parfois de personnages possédant un diplôme de médecin — a fait de son mieux pour les aider.

Pendant ce temps, les plus hautes instances médicales, l'Ordre national des médecins par exemple, et les plus hautes autorités juridiques, les ministères de la Santé et de la Justice qui connaissent parfaitement l'existence de certains de ces trafiquants, se contentent de détourner les yeux en feignant de ne pas voir. A moins qu'ils n'envisagent, comme certain ministre, de faire appel à eux ou, comme certain avocat, de leur établir une charte.

Psychologie

Il faut, demande-t-on, attacher des psychologues aux services hospitaliers, particulièrement aux services où l'on trouve des malades condamnés. Ou encore, suggèrent d'autres, donner des cours de psychologie.

A qui ? Aux médecins ? Ceux qui ont fait des études médicales, qui ont approché des malades condamnés et qui ne trouvent pas le mot juste, le contact, le ton qu'il faut, ne les trouveront jamais et on ne les leur apprendra pas. Un médecin très titré, un chirurgien émérite, un radiothérapeute éminent, peuvent être dans les rapports humains ce qu'on a coutume d'appeler des crétins... Une infirmière, une aide-soignante, un jeune étudiant en médecine, une femme de ménage, peuvent au contraire réussir à trouver le contact et donner à penser au malade qu'il a eu affaire à un homme ou à une femme, et non à un technicien. L'adresse psychologique ne s'apprend pas dans les cours magistraux, dans les livres ou à la Sorbonne. On les porte en soi. On peut être très cultivé et rester un imbécile ; on peut être un admirable technicien et parfaitement inhumain. La psychologie est comme l'intelligence ou la beauté : on l'a ou on ne l'a pas.

Peut-être, entend-on encore, devrait-on alors faire une sélection. Qui la ferait ? Les malades la font eux-mêmes. Ce sont toujours les mains des mêmes infirmières, le regard des mêmes soignantes, les paroles des mêmes médecins que, dans un service, les malades souhaitent et réclament. Les psychiatres ou psychologues professionnels n'y changeront rien.

Au reste, les démonstrations des plus savants d'entre eux ne sont pas très probantes : Ranucci, ce jeune assassin de vingt ans condamné à mort et exécuté en 1976, avait été déclaré, après maintes expertises, parfaitement « normal ». Le psychiatre qui considère comme « normal » un individu capable de tuer un petit garçon à coups de couteau pour l'achever à coups de pierres, peut-il être considéré lui-même comme tout à fait « normal » ?

Trop souvent, la (ou le) psychologue de service va voir les malades et leur parle d'un ton douceâtre, à la limite de l'audible, comme pour masquer l'effraction spirituelle dont elle (ou il) se rend coupable. Elle (ou il) « rend compte » ensuite aux médecins des résultats de son « expertise mentale » dans une sorte de rapport de police, de carte d'identité mentale : attitude fragile, spiritualité moyenne, anxiété modérée, inquiétude surtout visible de profil, confiance limitée, signes particuliers : néant. Parfois, elle (ou il) va rapporter au chef de service les plaintes de tel malade contre telle infirmière — sans en parler à l'infirmière elle-même ou à sa surveillante — agissant comme une sorte de flic de service.

Ces experts en contacts humains, ainsi nommés « psychologues », vont pouvoir retrouver bientôt les experts en mort ou « thanatologues » et les experts en relations humaines qu'on a bien envie d'appeler des « moralogues » pour ne pas faire honte à La Bruyère, La Rochefoucauld ou Kant qui furent des moralistes. S'il n'y a pas un homme ou une femme derrière le médecin, l'infirmière, le soignant, ce ne sont alors que des techniciens. S'il n'y a pas un homme ou une femme derrière le peintre, le musicien, le sculpteur, ce ne sont encore que des techniciens. S'il n'y a pas un homme derrière le politique... — mais ceux-là le savent bien qui s'en vantent, puisqu'ils ont inventé un mot qui leur est propre. Ils disent : un technocrate...

La parole, non plus, ne s'apprend pas. A quand les « cours de conversation pour mourants », les « cours de maintien pour grands malades », les « cours de savoir-vivre pour condamnés » ? Cela ne saurait tarder, les donneurs de leçons arrivent. Un geste, une parole, un sourire. Peut-on apprendre à sourire à quelqu'un ?

L'hôpital

Il y aurait beaucoup à dire sur l'hôpital, usine de santé. Un livre entier n'y suffirait pas, et ce n'est pas l'objet de celui-ci.

On se bornera donc à quelques remarques.

L'hôpital a conservé la même appellation tout en modifiant et en élargissant sa fonction : hospice du temps passé, il est devenu de nos jours une maison de soins. Consacré dans le temps aux malheureux, il abrite aujourd'hui tous les malades graves de la société.

Le prix, parfois fantastique, de la journée d'hôpital ne se justifie pas toujours et ne s'explique que par des fautes, des insuffisances ou une mauvaise organisation de la gestion. Tout cela ne serait pas grave — enfin, pas trop — si cette situation n'avait des conséquences parfois sérieuses pour l'évolution physique et morale des malades. D'abord, ils ignorent en général qu'ils sont, pour l'hôpital, des clients. La Sécurité sociale acquitte pour la quasi-totalité d'entre eux les prix de journée, de soins, d'analyses, d'interventions. Ils n'ont donc pas le sentiment d'être des ayants droit, qui paient cher, qui peuvent être exigeants, mais se conduisent le plus souvent comme des assistés. Ils n'osent pas interroger, se plaindre ou réclamer, et acceptent d'être souvent traités comme des enfants, comme des objets. Or ce sont eux qui paient, par leurs cotisations, par leur travail qui couvre aussi les cotisations patronales, par leurs impôts. Ils ont donc des droits et n'en usent pas.

Par exemple, ils ont le droit, si leur état le permet, de sortir de l'hôpital, pour aller voir leur famille. L'éternelle question — « Quand est-ce que je sortirai ? » — est celle de l'enfant qui lève le doigt en classe ou soupire dans l'attente de la récréation. A l'approche des fêtes, elle devient obsédante, et rien n'est plus naturel. Or c'est précisément en ces périodes, à Noël, au Nouvel An, à Pâques, à la Pentecôte, qu'on leur refuse le plus obstinément la permission de deux ou trois jours qui leur permettrait de passer avec ceux qu'ils aiment ces instants de détente qui, pour des malades inguérissables sont particulièrement précieux et peuvent être leurs derniers bons moments.

On parle beaucoup, et depuis bien longtemps, d'humaniser l'hôpital. En pratique, les mesures prises dans ce but se ramènent à hâter — oh ! lentement — la suppression des salles communes. Or l'humanisation des hôpitaux, ce n'est pas seulement la disparition des salles communes, c'est la chambre particulière pour tout le monde. C'est la disparition des chambres partagées à deux ou trois, spécialement dans les centres de traitement du cancer. C'est la création, dans chaque service, de bibliothèques, de salons où ils pourront se réunir, parler, regarder la télévision, et de salles à manger communes.

On va construire de merveilleux instituts et certains même sont déjà en cours de construction, dans lesquels les malades seront encore pour deux sur trois d'entre eux plusieurs dans chaque chambre. Pourquoi ? Des psychologues, des sociologues et des administrateurs se sont accordés pour distinguer deux catégories de malades : ceux qui peuvent rester seuls parce que leur vie intérieure et leur éducation les ont préparés à supporter la solitude ; et les autres, plus nombreux, qui ont besoin de compagnie en raison de leur origine sociale et de moindres ressources intérieures. Trois serait, paraît-il, le meilleur chiffre. Deux, c'est mauvais : on peut se détester. Mais à trois, le troisième fait tampon (et si, ô savants scrutateurs du comportement humain, les deux autres se liguaient contre lui pour le mettre en quarantaine ?). Pourquoi ne pas laisser à chaque malade le choix de la chambre particulière ou non, sans distinction de classe ?

Cette vue superficielle des rapports humains, ces principes déduits de sondages à prétention psychologique effectués par des collectionneurs de pourcentages, ces ukases des techniciens de la construction hospitalière, ces verdicts des administrateurs experts en chiffres et en paperasses, pourquoi n'ont-ils pas été soumis tout simplement aux hommes qui s'occupent de malades ? Il est exact que si on interroge les bien portants et même ceux chez qui la maladie n'a pas encore provoqué de grandes souffrances ni une grande fatigue, ils préfèrent en majorité la compagnie d'autres malades. Pourtant les hôpitaux, surtout les centres de traitement du cancer, ne sont pas faits pour loger les bien portants mais de grands malades. Les malades légers peuvent être traités de façon ambulatoire, dans un secteur qui porte le nom d'hôpital de jour, et rentrer dormir chez eux. Ou alors c'est que l'organisation est mauvaise : un hôpital n'est pas un hôtel comme c'était le cas jadis de l'hospice pour les pauvres. Mais un grand malade, un malade qui souffre, un malade qui a du mal à respirer, a besoin d'être seul.

A-t-on seulement réfléchi, parmi les hauts responsables de l'hospitalisation publique, au sort du grand malade ? Il sera logé dans une chambre à un ou plusieurs lits selon qu'il sera très mal, mal ou en voie de guérison. Imagine-t-on un seul instant ce que représente pour un malade et pour ses compagnons de misère d'être transporté, parce que son état s'aggrave, d'une chambre à trois lits dans une chambre à un seul lit ? Sociologues de la vie collective, sondeurs des rapports humains, si de temps à autre vous prêtiez une once d'attention à la vie individuelle !

Nous, on nous appelle des patients

Quand ils parlent de nous, les médecins disent : « mes » malades. Nous leur appartenons en effet et si bien qu'il faut beaucoup d'audace, lorsqu'on a « son » médecin, pour oser en changer. Parfois, sans malice, l'un d'eux laisse échapper : « *J'ai un client qui...* » Il arrive aussi que nous soyons désignés, mais de préférence hors de notre présence, par le nom de l'affection dont nous souffrons : « *J'ai en ce moment un diabétique, ou un tuberculeux, qui ne va pas fort.* » A la limite, c'est l'organe lui-même qui prend notre place : « *Dans mon service, il y a un rein...* » ; et même : « *Il m'est rentré une belle tumeur hier soir.* » Et on peut, chez tel chirurgien en renom, boire au dîner un excellent vin dont le maître de maison indique volontiers à ses invités : « *Celui-là, c'est ma dernière vésicule.* »

Aucun de ces termes ou de ces choix n'est tout à fait innocent, aucun n'est vraiment satisfaisant. Client, cela sonne comme si la médecine était un commerce, et elle l'est d'ailleurs à sa manière mais il ne faut pas le dire. Nommer la maladie, l'organe atteint, l'anomalie, cela peut être imprudent si l'intéressé est censé ne pas savoir ; et puis, à quoi bon lui rappeler sans cesse de quoi et d'où il souffre, il ne le sait que trop. A l'hôpital, parler du numéro vingt-trois ou du fémur du trente-deux, c'est démoralisant. Il fallait trouver autre chose : un terme assez vague pour recouvrir tous les degrés et toutes les formes de désordres, assez feutré pour être accepté et dont la connotation soit plutôt de nature optimiste, réconfortante, engageante. On a vu alors apparaître dans le langage courant la traduction littérale du terme américain *doctor's patients* (« les clients du docteur »), adopté d'enthousiasme bien qu'il n'ait pas en français le même sens, et c'est ainsi que nous sommes devenus des patients.

Ah ! Patients, oui, nous le sommes ! Le mot dit tout. Il nous intime d'avoir à prendre patience : ce n'est qu'un mauvais moment à passer. Après, nous serons guéris. Ou morts, mais de toute façon ce sera terminé. Nous appeler des patients, c'est aussi reconnaître implicitement qu'on use et parfois abuse de notre endurance, de notre persévérance, de notre résignation. Patienter, prendre patience, s'armer de patience, cela se conjugue. Laisser faire, se contenir, s'accoutumer, attendre, durer, accepter : on n'en finirait pas de recenser les analogies.

Nous patientons, et parfois avant d'aller consulter. Parce que nous avons peur. Cette vieille douleur, ce méchant bouton, cette mauvaise digestion ou ces insomnies, après tout ils n'empêchent pas de vivre, mal peut-être mais de vivre quand même. A quoi bon savoir, entrer dans le cycle de la maladie, perdre toute autonomie, toute liberté bientôt ? Le pire n'est pas fatal, cela s'arrangera peut-être tout seul. Quelques pilules, quelques cachets pris un peu au hasard, parce que quelqu'un vous en a parlé ou à cause d'une publicité : en ce qui concerne la médecine, comme pour la police, tout le monde a sa petite expérience, son avis à donner, son histoire à raconter et on sait bien ce qu'il faut faire. Donc, patientons.

Il a bien fallu pourtant céder puisque la douleur, la fatigue, la fièvre, elles, ne cédaient pas. Voici qu'approche l'heure de vérité. L'heure, si l'on peut dire : pour obtenir le rendez-vous demandé, il faudra attendre quelques jours au mieux, quelques semaines parfois. Des malades profondément déprimés, au bord du suicide, sollicitent un rendez-vous ou des proches supplient pour eux, et on leur répond — cela s'est vu : « Dans deux mois. » C'est urgent, c'est trop tard ? Tant pis : il fallait prévoir que vous alliez être malade. Tâchez de patienter. Ou alors, si vous ne pouvez pas attendre, allez à l'hôpital.

Là, pour commencer, on vous donnera le plus souvent un numéro d'ordre et on vous dira de patienter. Il n'y a pas que vous. Vous voyez bien qu'on n'a pas le temps. Vous êtes là depuis trois heures et vous vous plaignez déjà ! Non, vous ne passerez pas aujourd'hui, revenez demain. Non, pas demain, ce n'est pas jour de consultation : après-demain. A huit heures du matin, mais je vous conseille d'arriver au moins une heure à l'avance pour avoir une chance d'être dans les premiers. Oui la consultation est à huit heures, mais le docteur n'arrive jamais avant dix heures, dix heures et demie : il a tant à faire. Soyez patient, que diable !

La situation n'est pas claire. Ils sont là, cinq, dix, en blouse blanche, autour du maître. Et vous, vous êtes devant eux, tout seul, tout nu, livré. Le maître explique, montre, touche, tâte. Il parle de vous en vous nommant « le sujet », même pas le patient !

Voici qu'à leur tour les étudiants du premier rang vous tripotent, vous palpent, vous reniflent. Non, pas comme ça : la main ici, et surtout bien à plat. C'est mieux. A vous, maintenant. Bon. Vous, vous pouvez vous rhabiller. Ce que vous avez ? Eh bien, vous allez maintenant vous rendre à la radio, avec la fiche que je vais remplir et que vous leur donnerez. Puis au laboratoire d'analyses, mais ils vous feront revenir demain matin à jeun. Et dans quinze jours, revenez nous voir, ici, à la consultation, et on vous dira ce que vous avez. En attendant, vous prendrez les médicaments que j'ai indiqués, sur cette ordonnance. Pour patienter. Cela n'existe plus, cela ne se passe plus ainsi ? En général, non ; et pourtant il y a encore des hôpitaux qu'on pourrait nommer, de grands hôpitaux parisiens par exemple, où, dans certains services, c'est encore ainsi que vont les choses.

A la radio : attendez votre tour, patientez. Au laboratoire : la personne suivante ; vous, vous patientez encore un peu. A la Sécurité sociale : vous voulez être remboursé tout de suite ? Alors il va vous falloir patienter. Et ainsi de suite. Patience. Patientez. Vous êtes un patient, ne l'oubliez pas. Et, hospitalisé, traité, opéré, vous interrogez déjà : « *Quand pourrai-je sortir ?* »

Ne soyez pas si impatient ! Vous avez la vie devant vous ; ou peut-être la mort, c'est la même chose. Patience, le patient.

***

On objectera, répétons-le, que les choses ne se passent plus partout ainsi, et c'est vrai. Chaque fois qu'un journal critique l'organisation d'un service hospitalier, s'étonne des longues attentes imposées aux consultants, publie une lettre de lecteur en forme de réquisitoire sur le mauvais accueil, le désordre, le laisser-aller qu'il affirme avoir constaté ici ou là, met en cause la qualité des soins, voire la compétence et l'humanité du personnel soignant, il reçoit aussitôt un flot de témoignages et de mises au point qui, presque toujours, se ramènent à trois types d'intervention.

Un certain nombre de correspondants confirment et même en rajoutent : là où j'étais, c'était la même chose ; et moi, ailleurs, c'était pire encore ; on nous traite comme des débiles, c'est un scandale...

Seconde catégorie : les satisfaits, dont on se demande parfois — en particulier quand on retrouve les mêmes mots, les mêmes formules dans plusieurs lettres provenant de la même ville ou du même quartier — si on ne leur a pas un peu tenu la main et dicté leur missive. Ils sont indignés. Comment peut-on dire des choses pareilles ? Je le sais, moi : j'y suis dans cet hôpital, dans ce service, ou j'en sors tout juste. J'ai été merveilleusement soigné, chouchouté, entouré par des médecins charmants, d'un dévouement admirable, des infirmières d'une compétence et d'une gentillesse à toute épreuve, tout un personnel délicieux, dans des locaux de rêve et pour l'organisation, alors là, chapeau !...

Enfin presque toujours, quelques lettres de médecins : ce n'est pas vrai. En tout cas, pas chez moi. Les malades se plaignent parce qu'ils ne comprennent pas nos difficultés ; évidemment si nous étions moins bousculés et surtout si les crédits nous étaient moins mesurés, si nous étions moins étroitement — et stupidement — contrôlés, il en irait tout autrement. Et même : « Vous n'avez pas eu de chance. »

Comme si, quand on a déjà le malheur d'être malade, il fallait en plus avoir de la chance... Non : on peut, on doit faire mieux.

C'est le procès de l'hôpital, le procès de la médecine, avec réquisitoire et plaidoyer, l'un souvent injustement sévère, l'autre souvent complaisant à l'excès. On parle des malades, des désagréments qu'ils subissent, des difficultés qu'ils rencontrent et on répond rituellement médecine, médecins, statut de l'hospitalier, libre exercice, organisation administrative, etc. Dans les congrès médicaux, les malades sont des « cas », non des hommes ou des femmes. Les plus étonnants sont ces colloques et rencontres organisés sur le thème des relations soignant-soigné où les médecins sont rigoureusement les seuls à s'exprimer, la plupart comme représentants de la profession et les autres comme... porte-parole des malades. En définitive, tout se ramène à un monologue médico-médical entre médecins sur la médecine !

Un autre exemple. L'hebdomadaire *Le Nouvel Observateur* a consacré trois suppléments spéciaux d'ailleurs fort intéressants, au cours du mois de janvier 1977, à une grande enquête multiforme sur la santé des Français. La troisième semaine, pour conclure, un questionnaire avait été soumis à vingt-cinq médecins dont plus de vingt étaient des sommités, patrons fameux, professeurs agrégés, chefs de grands services hospitaliers, etc. Sur les seize questions qui leur étaient posées, onze se ramenaient en définitive à l'organisation, à l'exercice, à l'avenir de la profession médicale, et parmi elles trois au moins portaient plus précisément sur ses aspects financiers : paiement à l'acte, médecine salariée, etc. Quant aux cinq autres questions, même si elles avaient trait plus ou moins à l'accueil, aux soins, au sort des malades, elles étaient vite, dans les réponses, envisagées sous le seul angle des préoccupations du médecin.

Rien d'étonnant, au fond. L'officier parlera de la guerre et des généraux, le professeur des programmes et des collègues, le policier des truands : qu'ont-ils à faire respectivement des soldats, des élèves et des honnêtes gens ? Trop de médecins parlent d'eux-mêmes, inlassablement. Qu'ont-ils à faire, ceux-là, des malades ? « *Il ne faut pas aimer les malades* », avons-nous lu. Phrase terrible qu'il convient de ne pas prendre au pied de la lettre et qui s'éclaire d'ailleurs par son contexte : il faut détester la maladie et on est médecin pour qu'il n'y ait plus de malades. C'est bien là le cœur du problème en effet.

Aimer le malade, c'est aimer un être parce qu'il est faible, désarmé et qu'il demande ouvertement ou non à être protégé, gâté, apaisé, et pour cela trompé. C'est aimer au fond l'état de dépendance dans lequel il se trouve être vis-à-vis de vous. C'est en faire un petit enfant auquel on raconte que les garçons naissent dans les choux et les filles dans les roses, que le Père Noël viendra avec sa hotte par la cheminée, que les nains n'ont pas mangé assez de soupe. C'est lui cacher — ou croire qu'on peut lui cacher — la nature, le nom de sa maladie, ce qui est pourtant l'essentiel pour lui, sauf s'il ne veut pas le savoir. C'est croire aussi qu'on peut lui mentir inlassablement sur les péripéties de son traitement, sur son état, en masquant les causes sociales ou personnelles de sa chute. C'est quelquefois — très rarement, et c'est heureux — le regarder en se frottant les mains : voilà une superbe intervention qui va me permettre de changer de voiture... C'est plus souvent se réjouir de pouvoir assouvir à bon compte un sentiment de puissance, un instinct de domination : je peux tout décider pour lui, il obéira, je suis le maître absolu du jeu. C'est, et parfois très consciemment, le mépriser en toute quiétude : inutile de me fatiguer à expliquer, à répondre à ses questions, de toute façon il n'y comprendra rien. C'est, inconsciemment cette fois, se grandir à ses propres yeux : je lui donne mon temps, mes soins, mon savoir ; comme je suis généreux, habile, savant !

Oui, même si le mot commence par choquer, c'est vrai, il ne faut pas aimer les malades. Il faut les soigner et soigner en eux l'homme tout entier, pas seulement un organe ou un handicap. Il faut tout faire pour les guérir, et si c'est impossible pour prolonger leur vie le plus longtemps et de la façon la plus supportable qu'il se peut. Rien ne doit être négligé pour empêcher, atténuer, combattre la souffrance. Tout doit être tenté pour gagner encore quelques jours, quelques heures, quelques instants. Et plus encore, plus que tout, le médecin doit être là — quoi qu'il lui en coûte car la mort signe son échec —

pour l'aider à mourir. Être médecin, c'est d'abord n'être que médecin et en même temps être médecin jusqu'au bout.

Voilà comment nous, les malades — c'est-à-dire les bien portants d'aujourd'hui, qui seront peut-être les malades de demain — nous voyons les choses. Et voilà ce que les médecins, trop enclins à les regarder, à nous regarder, avec leurs lunettes, oublient trop souvent de voir.

Ils ne sont pas médecins pour faire avancer la science, fût-ce la médecine. Ils ne le sont pas pour collectionner les performances. Ils ne le sont pas en vue de gagner de l'argent ou de rechercher les honneurs. Qu'ils contribuent, si c'est aussi leur rôle, au progrès, tant mieux ; qu'ils se réjouissent de leurs succès, qu'ils aient une vie matérielle facile, qu'ils puissent à l'occasion acquérir du prestige, rien de plus normal. Mais qu'ils ne se trompent pas sur la priorité absolue de leur métier chaque fois qu'il leur faut choisir entre le malade et la science.

***

On nous l'a expliqué : les malades sont utiles les uns aux autres. Puisque, dans la lutte contre le cancer notamment, on en est encore aux tâtonnements, à l'artisanat, à l'empirisme, il est bien clair qu'un nouveau traitement tenté avec succès sur un malade sera aussitôt mis en œuvre pour d'autres qui paraissent relever de la même thérapeutique, et tant mieux s'ils guérissent ou si leur état s'en trouve amélioré. A l'inverse, si un élément indécelable au stade actuel des connaissances a favorisé le premier cobaye humain — puisqu'il faut bien l'appeler par son nom — mais ne se rencontre pas chez les autres, ils n'en auront pas moins été utiles, ils auront aidé à y voir un peu plus clair.

Certes on comprend le médecin. Il n'a pas d'alternative. Menant un combat global, une guerre totale contre la maladie, il doit faire feu de tout bois, ne laisser passer aucune occasion, saisir toutes les chances. Il fait penser à un général qui voit bien que la bataille décisive va s'engager et décider de l'issue de la guerre, mais ignore à peu près tout du dispositif adverse. Il ne sait pas comment est répartie l'artillerie de l'ennemi, combien d'avions et de blindés il peut aligner, où se trouve le gros de ses forces. Alors il envoie des patrouilles en avant-garde pour tâter l'adversaire. Si elles ne rencontrent que de petites unités, elles ont une chance de s'en tirer, de pouvoir faire retraite et de rapporter quelques renseignements utiles. Mais qu'elles tombent en plein sur l'armée ennemie, elles seront massacrées. On décorera les éclaireurs à titre posthume et tout sera dit. Mission de sacrifice.

Nous comprenons le médecin, mais qu'en échange le médecin nous comprenne ! On peut être volontaire pour servir ainsi d'éclaireur : c'est héroïque ou suicidaire, et parfois l'un et l'autre. Les volontaires sont rares. La moindre des choses, c'est de leur expliquer en quoi consiste leur mission, sans leur taire les dangers qu'ils vont courir. S'ils acceptent et prennent le risque, tant mieux pour le progrès. Mais ils ont le droit strict de refuser de se porter ainsi en avant. Même si leur état est sérieux, voire alarmant, que tous les traitements ont échoué et qu'il ne reste à peu près aucune chance de prolonger leur vie. Même si on estime, et leur dit, qu'au point où ils en sont, c'est peut-être la seule chance à saisir. Est-il vrai qu'on désigne parfois des volontaires qui ne le sont pas, des volontaires malgré eux ? Même dans les unités les plus exposées, les commandos par exemple, les volontaires ont librement choisi d'y servir. Pourquoi leur maladie, leur sort, leur mort peut-être ne leur appartiendraient-ils pas ? Ils n'appartiennent pas en tout cas au médecin qui ne peut ni ne doit en disposer à sa guise.

Ils ont eux aussi, eux surtout, le droit de choisir en dernier ressort, et librement. Les tromper, leur mentir, fût-ce par omission, n'est-ce pas les traiter encore comme des enfants, des irresponsables, incapables de supporter la vérité, incapables de comprendre ? Les contraindre ou même faire pression sur eux, alors qu'ils sont en état de moindre résistance, et même si on agit pour leur bien, est-ce digne ? La seule voie pour le médecin, serait de leur dire honnêtement ce qu'il en est et ce qui peut advenir du nouveau traitement, de leur donner son avis et de les aider à décider, mais tout de même de les laisser décider en dernier ressort. A la seule exception, bien entendu, de ceux qui ne veulent pas savoir ce qu'ils ont, quels soins ils reçoivent, quel est le pronostic en ce qui les concerne.

Ils sont nombreux dans ce cas ? Peut-être seraient-ils moins nombreux et moins obstinés à vouloir tout ignorer si, précisément, on les avait traités dès l'origine en adultes responsables d'eux-mêmes, si on avait pris la peine et le temps de leur parler, ne croyez-vous pas ? Nul doute au surplus que si le médecin est tant soit peu psychologue, s'il est attentif et proche, ses arguments porteront et, peut-être, prévaudront.

Mais le hasard, le tirage au sort, la « hasardisation », c'est affreux. Le mot, calqué sur l'anglais « randomisation » (de *random :* hasard). La chose. Le général qui désigne au hasard les hommes qui composeront la patrouille sacrifiée, qui tire au sort les volontaires et prend le risque d'immoler délibérément quelques vies sous le prétexte d'en sauver d'autres et de gagner peut-être la bataille, se conduit mal. Un bon général doit avant tout ménager la vie de ses hommes, un bon médecin doit respecter ses malades, et même leur mort.

On appelle cela « faire la part du feu », on invoque les intérêts supérieurs de la communauté, voire la raison d'État. Il n'y a pas d'intérêts, pas de raison même d'État, qui vaille de hasarder la vie d'autrui ou d'ajouter inutilement à ses souffrances, de lui faire miroiter un espoir dont on sait bien qu'il n'a que peu de chances de devenir réalité.

Est-on sûr d'ailleurs que, des sommets où souffle le vent glacé de ces raisons-là, le choix des victimes éventuelles sera exempt de toute subjectivité ? Est-on vraiment assuré que le général ou le médecin, si honnête qu'il soit avec lui-même, n'est pas aveuglé par l'espoir de remporter la victoire, de moissonner la gloire ? Des cobayes, s'il le faut, mais qui sachent vraiment à quoi s'en tenir et qui soient vraiment volontaires. Le hasard aveugle et toujours plus ou moins sollicité, quoi qu'on en dise, non, pas cela !

***

Utiles les uns aux autres et à la science, les malades-cobayes formeraient la société communautaire idéale, presque la seule véritable société communiste. Belle image en vérité ! Mais l'esprit communautaire, le communisme au sens plein et non politique du terme, procède des renoncements, des sacrifices, de la libre acceptation par chacun de la règle commune. Il ne peut avoir de sens que dans la liberté et par la liberté puisqu'il vise à instituer le règne de la liberté.

C'est une vue idéale, utopique ? Sans doute. Il est des mots chargés de dynamite qu'il ne faut manipuler qu'avec d'infinies précautions. Le communisme comme idéal et absolu est de ceux-là. Il place la communauté, la collectivité au-dessus de tout. Or rien n'est plus individuel que la maladie, rien n'est plus personnel que la mort, sa mort. Et par voie de conséquence, la médecine constitue le summum de l'individualisme.

Avant d'espérer que l'homme changera, cessera d'être un loup pour l'homme, se pliera aux exigences du bien commun, agira pour le bonheur de tous et son propre bonheur, ne faudrait-il pas, pour commencer modestement, essayer d'introduire un peu plus d'esprit communautaire, sinon dans la maladie et la mort qui appartiennent en propre à celui qui les subit, au moins dans l'exercice de la médecine, dans la fonction médicale ? Ne demandons pas l'impossible et tout de suite. Cherchons plutôt à aller, à partir de ce qui est, dans la bonne direction.

Un premier pas, en apparence facile à accomplir et qui pourtant rencontre tant d'obstacles : associer au traitement du malade, aux décisions qui sont prises à son sujet, l'équipe soignante tout entière. Chacun à sa place, naturellement : il n'est pas question de donner à l'infirmière la responsabilité de décider d'une intervention chirurgicale, de laisser à l'aide-soignante la charge de fixer les doses de calmant et de somnifère. Ce serait ridicule : c'est la tâche, la responsabilité et la charge du médecin.

Mais croit-on qu'à l'heure où il faut choisir entre une chirurgie mutilante et une irradiation moins lourde, l'infirmière qui a souvent une meilleure connaissance de l'état moral et psychologique du malade, une sensibilité plus aiguisée et un meilleur contact humain, l'aide-soignante qui n'intimide pas et a pu recueillir plus aisément des confidences, n'ont pas leur mot à dire ? Croit-on que l'assistant, l'interne, l'externe, la surveillante qui est femme d'expérience, ne sont pas en mesure d'apporter des constatations qui peuvent être de nature à peser sur le verdict qui va être prononcé, sur le choix qui va être fait ? A la limite, un assistant chevronné n'aurait-il pas le droit de présenter au patron des objections, des suggestions utiles, de lui dire qu'il se trompe ? Cela arrive, mais trop rarement.

Dans l'hôpital américain décrit plus haut, toute l'équipe assiste et participe à la conférence où sont arrêtées les décisions. En France, le pouvoir médical ne se partage pas aussi aisément. Le dogme de l'infaillibilité de « celui présumé savoir » et la sacro-sainte hiérarchie ne peuvent être remis facilement en cause. L'interne, l'infirmière, l'aide-soignante, sont des agents d'exécution, qui se trouvent aux échelons inférieurs de la connaissance : ils ne peuvent que se taire et obéir, faire ce qu'on leur dit sans discuter. Donner leur avis ? C'est ridicule. Le général ira-t-il chercher des conseils stratégiques auprès du sous-officier, du simple soldat ? L'armée de la médecine est aussi hiérarchisée que l'autre, davantage même. La moindre faille dans la pyramide, la moindre faiblesse, et tout s'écroule.

Pour se rapprocher de l'esprit communautaire — oh ! bien modestement encore — un second pas en avant pourrait être imaginé : associer les malades eux-mêmes aux décisions qui les concernent, au déroulement de leur traitement. Quand on avance ce genre de suggestion, on récolte généralement un énorme éclat de rire. Non, mais qu'est-ce qu'il ne faut pas entendre ! Déjà on me proposait de prendre conseil de mes infirmières qui ne savent pas grand-chose, des filles de salle qui ne savent rien du tout, et voilà maintenant qu'on prétend m'imposer de tenir compte des petites idées des malades ! C'est le comble ! Et pourquoi pas de leur famille aussi, pendant qu'on y est ? J'ai fait dix ans d'études, puis piétiné quinze ans avant d'être agrégé, j'ai pris la direction de ce service à cinquante ans, avec vingt-cinq années d'expérience. Et on voudrait que j'écoute une gamine formée en moins de trois ans et qui est ici depuis six mois ! On ose même me demander de perdre mon temps à entendre un crétin qui n'a que ce qu'il mérite et qui me donnerait des leçons ! Non, c'est trop drôle ! Décidément, laissez-moi rire !

Pourtant il n'y a vraiment pas de quoi rire. Il n'est même

pas nécessaire d'évoquer à nouveau l'hôpital américain, même si le jugement porté sur celui qui nous a été décrit est nettement positif. C'est la simple humanité, la priorité qu'il convient de donner aux malades sur la médecine, qui disent assez haut et assez fort ce qu'il faut en penser. Encore une fois, le malade ne saurait guider son traitement, dicter ses décisions au médecin, cela va de soi : même s'il connaît ou croit connaître à fond sa maladie, il restera toujours, par manque de connaissances ou défaut d'expérience, hors d'état de juger de telle ou telle thérapie. Mais le médecin, on ne le répétera jamais assez, ne doit pas décider, trancher de tout sans écouter le malade ; et il ne doit pas trancher et décider seul, prétendre à un pouvoir aussi solitaire qu'absolu, à l'infaillibilité.

***

Des exemples concrets, volontairement fort ordinaires. Il est insupportable que les résultats d'analyses simples faites dans un service hospitalier ne soient presque jamais communiqués à celui qui a fait l'objet de ces analyses et qui est donc intéressé au premier chef. Numération globulaire, taux de prothrombine, vitesse de sédimentation... Non, on ne peut pas vous les donner. Elles sont dans votre dossier, pour le docteur. Elles seront adressées directement à votre médecin. Et même : nous les gardons à l'hôpital, votre médecin peut venir en prendre connaissance, mais nous ne pouvons pas lui en envoyer copie. En revanche, dans n'importe quel laboratoire privé, on vous remettra la feuille qui indique les taux normaux et vos résultats d'analyses, en deux exemplaires même afin que vous puissiez en adresser copie à votre médecin.

Il est inadmissible qu'après un examen de vérification auquel est astreint à intervalles réguliers un malade considéré comme guéri, on se borne à lui dire : si cela ne va pas, si les résultats ne sont pas bons, on vous convoquera ; si vous ne recevez rien, c'est que tout va bien. C'est pourtant ainsi que vont les choses dans nombre d'hôpitaux, en particulier d'hôpitaux parisiens, et non des moindres.

Il est plus grave encore que les dossiers de deux malades, à la faveur d'une homonymie partielle ou approximative, puissent être confondus et mélangés de telle façon que, pendant des mois, on fasse recommencer à l'un, en refusant d'entendre ses protestations, de répondre à ses questions, des examens, des radiographies, des analyses parfois douloureuses, à la longue dommageables, et qui sont parfaitement inutiles, l'alarmant sans raison, tandis qu'on laisse s'aggraver par incurie et désordre l'état de l'autre. Or cela s'est vu dans une grande fondation parisienne où l'on ne soigne pas les angines, mais le cancer.

Il est scandaleux que, dans certains établissements hospitaliers, on refuse d'accueillir un accidenté sous le prétexte que ce n'était pas ici qu'il fallait venir, qu'il n'y a pas de service d'urgence. Cela arrive plus souvent qu'on ne le dit, car on n'en parle que lorsque l'affaire s'achève en drame et que l'une des personnes concernées a assez d'initiative et de courage pour protester.

Il est honteux qu'on puisse laisser — c'est sans doute exceptionnel, mais nous l'avons vu — un grand malade qui est en train d'agoniser sur une civière dans le hall d'un hôpital parce qu'il convient d'abord d'accomplir les formalités administratives d'admission, de fournir son identité, son numéro de Sécurité sociale, à défaut de verser cinq cents ou mille francs d'arrhes à titre de garantie. Et c'est encore une chance pour lui si ceux qui l'accompagnent sont des proches et peuvent remplir tant bien que mal les formulaires car s'il s'agit de voisins ou d'étrangers, ils devront aussi répondre à un interrogatoire de basse police : où l'avez-vous trouvé ? A quelle heure ? Que faisiez-vous là ? Pourquoi l'avez-vous amené ici ? etc.

Il est profondément choquant qu'un interne, petit paon singeant son patron, passe le menton haut levé et imbu de son importance devant une famille angoissée, feignant de ne pas entendre les questions, les sollicitations pourtant bien timides et nullement insistantes sur l'état de l'homme qui est en train de mourir quelques mètres plus loin. C'est hélas ! le cas — exceptionnel, convenons-en — dans certains services. Les mêmes d'ailleurs où, pour se mettre à couvert au cas où les choses tourneraient mal, on redécouvre opportunément la famille qu'on voulait ignorer pour lui extorquer la signature qui permettra une intervention, une investigation dangereuse : signez ici, sans quoi je ne réponds de rien. Mais de quoi s'agit-il, pourquoi, est-ce vraiment indispensable, y a-t-il une chance de... ? Signez, on vous dit ou sinon c'est vous qui le tuerez ! Et ne parlons pas de ce qu'on a appelé « l'acharnement thérapeutique », problème que nous retrouverons évidemment avec l'euthanasie dans le dernier chapitre de ce livre. L'ivresse technique qui saisit certains médecins devant une pauvre loque humaine dont ils entendent à tout prix prolonger les souffrances est, tranchons le mot, déshonorante.

Oui, tout cela existe, toutes ces pratiques ont parfois cours encore. On veut, on promet d'humaniser l'hôpital, et il y a eu dans ce domaine d'incontestables progrès. Malheureusement ils sont très inégalement sensibles et on peut trouver encore le pire à côté du meilleur. Encore faut-il dire que le meilleur est loin, très loin, d'être toujours acceptable car il ne s'agit pas de simples retouches, mais d'un état d'esprit à transformer.

A la limite on serait tenté de dire que si les repas sont au mieux médiocres, au pire et généralement infects, ma foi ce n'est pas très grave. Que les bouquets de fleurs, le mobilier design, les tapis épais, la musique douce et les hôtesses parfumées, ce n'est pas important. Que quelques efforts parfois sensibles pour un meilleur accueil, pour réduire ou retarder au-delà de l'heure de l'angoisse les formalités, pour se soumettre ensuite aux critiques des usagers, pour faciliter les visites, plus rarement pour réduire les attentes, c'est bien, cela part de bons sentiments, mais c'est élémentaire et ce devrait être partout ainsi ; or il s'en faut, et souvent de beaucoup.

Ce qui compte vraiment, ce qui seul doit compter, une fois encore, c'est le malade. Et là, il ne s'agit plus de plantes vertes, de voix sucrées dans les haut-parleurs, de fiches de réclamation ou de compréhension administrative et pas même de gentils sourires et de bonne volonté. C'est l'état d'esprit de certains médecins, la vision qu'ils ont du malade, la conception qu'ils ont de leur devoir, l'opinion qu'ils ont d'eux-mêmes et en définitive la finalité de leur métier qu'il faut transformer de fond en comble. Ils sont tout en haut de la pyramide ? Alors qu'ils fassent leur examen de conscience et qu'ils agissent ! Voilà ce que nous, les patients, les malades, les clients, les cobayes, les usagers, nous devons leur dire avec force et avec violence s'il le faut, s'ils ne veulent pas nous entendre.

Car nous avons des droits, on nous l'a dit, et nous les ignorons, nous n'en usons pas. Nous avons le droit de refuser une intervention, un examen. Nous avons le droit de faire venir à l'hôpital — mais oui ! — notre médecin traitant ; il est vrai qu'il entrera souvent sur la pointe des pieds et se rangera sans discuter à l'avis de « celui présumé savoir », tant est forte la puissance terroriste de la hiérarchie. Nous avons le droit, répétons-le, d'exiger une autorisation de sortie, si notre état le permet, afin d'aller passer un jour de fête, un dimanche, un week-end en famille. Nous avons le droit, à nos risques et périls et en signant une décharge — car dans ce cas-là on exigera l'information, qui ne circule d'ordinaire que dans un sens —, de partir quand bon nous semble sans que nul puisse nous retenir. Et bien d'autres droits encore, reconnus, établis, dont nous n'usons pas. Parce que nous avons peur.

Vis-à-vis du médecin non hospitalier, nous avons aussi des droits. Le droit de faire appel à un de ses confrères. Le droit de changer de médecin si bon nous semble : libres de le choisir, nous sommes libres aussi de le quitter. Le droit de l'obliger à communiquer notre dossier à son successeur. Le droit d'exiger qu'il se déplace dans les cas réellement sérieux même la nuit, même le dimanche, même au mois d'août. Le droit d'obtenir des explications sur les raisons de ses ordonnances. Mais puisque nous sommes, pour lui, un élément de sa clientèle, le dialogue s'en trouve en général considérablement facilité.

N'allons pas plus loin. Et pourtant... On connaît les deux formules successives du médecin britannique Archibald L. Cochrane, les deux slogans de la bataille qu'il mène depuis tant d'années et qu'il a d'ailleurs contée dans un livre que tout médecin devrait lire, publié en français sous le titre *L'Inflation médicale. Réflexions sur l'efficacité de la médecine* (Galilée). Dès 1930, avant même d'avoir terminé sa médecine, il énonçait cette règle : « *Tout traitement efficace devrait être gratuit.* » En 1948, quand la Grande-Bretagne se dote, la première et alors la seule au monde, d'un service national de médecine gratuite pour tous, Cochrane inverse le postulat : « *Tout traitement gratuit devrait être efficace.* » Deux slogans à méditer.

***

Par-delà les droits du malade, par-delà la finalité de la médecine, le problème de son organisation et de son exercice communautaire de la mise au service de la collectivité des professions de la santé, met en jeu la conception, l'organisation, les finalités de la société elle-même. Il est évident qu'aucun médecin ne peut s'abstraire de la société dans laquelle il exerce, que la médecine n'agit que dans un contexte qu'elle ne peut modeler, transformer à sa guise. Nous en sommes tous là, quel que soit notre métier.

« *La santé,* dit l'Organisation Mondiale de la Santé, *est un état de complet bien-être physique, mental et social, ne consistant pas seulement en l'absence d'infirmité ou de maladie.* » Bien-être physique et mental : voilà le domaine d'action du médecin. Bien-être social, c'est une autre affaire et, heureusement ou malheureusement comme on voudra, ce n'est pas son problème, sinon comme citoyen. Être médecin, c'est n'être que médecin.

La plupart d'entre eux, on l'a dit, font ce qu'ils peuvent et le font bien. Cependant les défauts, les refus, le mépris que nous leur reprochons sont trop répandus, trop courants dans le corps médical et trop aisément admis par le public et en particulier dans les couches les moins favorisées, pour être tenus pour négligeables. Ce sont ces attitudes et ces pratiques qui expliquent lumineusement le succès des guérisseurs, charlatans, sorciers qui pullulent littéralement au siècle de la science et font des ravages.

Les médecins s'en plaignent, mais trop souvent leur protestation revêt un aspect corporatiste, comme s'ils ne voulaient qu'éliminer des concurrents. Or c'est en dédramatisant l'exercice de leur profession, en dépouillant le personnage du prêtre et du sorcier que trop d'entre eux affichent, en abjurant le cléricalisme et en renonçant à la magie, qu'ils pourront combattre à visage découvert les marchands d'orviétan. Non en renchérissant sur eux, en accentuant le caractère mystérieux de leur savoir, occulte de leur science.

A bon droit, n'en doutons pas, les médecins — et pratiquement tous cette fois — se sont élevés contre les thèses d'Ivan Illich dans sa *Némésis médicale.* Que le livre soit bâclé, qu'il contienne des erreurs, qu'il tire des conclusions hâtives de prémisses fausses, c'est certain. Mais quel remue-ménage, quel tohu-bohu, quelle tempête, messeigneurs !

Quand Illich soutient que la médicalisation atteint dans nos sociétés de consommation et de profit un degré très excessif et recèle de réels dangers, a-t-il entièrement tort ? Quand il prétend que le développement — morbide, dit-il — de l'institution médicale exerce finalement une mauvaise influence sur la santé des hommes, se trompe-t-il tout à fait ? Qu'il aille beaucoup trop loin, jette le bébé avec l'eau du bain en prêchant contre le progrès médical et en vienne même à vanter le temps de l'obscurantisme, la médecine du bon sauvage, c'est évidemment faire la part belle aux réfutations. Mais ses maladies iatrogènes, c'est-à-dire engendrées par la médecine, sont-elles toutes imaginaires ? Sa thèse selon laquelle la suppression de la douleur, du handicap et le recul de la mort ne peuvent être des objectifs désirables et réalisables grâce au développement indéfini du système médical mais constituent un mythe, est trop systématique. Car si ces objectifs sont certes désirables, il est plus douteux qu'ils soient réalisables et on retrouve ici les questions que pose le cancer, peut-être inséparable de la vie.

Cependant méritait-il cette extraordinaire levée de boucliers, cette indignation unanime ? On en vient à soupçonner qu'il y a quand même dans tout cela des observations fondées, de bonnes idées, même si elles sont forcées pour percer le mur du silence, même si elles sont exposées de façon volontairement provocantes, même si elles voisinent parfois avec des absurdités. Visiblement, Illich a touché juste sur certains points, tout en prêtant d'autre part le flanc à la réfutation, et il a piqué au vif ceux qu'il attaquait.

De toute façon, sans la violence des répliques opposées à celui qu'un grand patron nommait sans courtoisie « le débile de Cuernavaca », un autre « le prophète fou », un troisième

« l'imbécile heureux qui annonce le nouvel âge d'or » et autres amabilités de la même farine, la *Némésis médicale* n'aurait pas connu ce succès, trouvé autant de lecteurs, ni convaincu, à tort peut-être mais le fait est là, tant de jeunes lecteurs que le monde tel qu'il est, la société telle qu'elle est organisée et la médecine telle qu'elle apparaît, ne satisfont pas. Pour une part au moins, ce sont ses adversaires qui ont fait le succès d'Illich. L'incident paraît en soi révélateur et riche d'enseignements.

En France, la création des « Commissions d'éducation spéciale » créées en application de la loi d'orientation du 30 juin 1975, illustre à merveille les thèses d'Illich. Cette innovation a suscité un conflit entre le syndicat des psychiatres et le syndicat des instituteurs, chacun des deux corporatismes prétendant être seul en mesure de détenir prioritairement et contradictoirement l'interprétation de l'état et du devenir d'un enfant ou d'un jeune handicapé. Tout mineur présentant des troubles et dont les enseignants ne veulent plus s'encombrer peut dès lors être exclu de l'école et dirigé autoritairement vers des établissements dits spécialisés où il sera le plus souvent laissé dans un abandon qui, s'il ne l'était pas auparavant, fera bientôt de lui un handicapé.

Illich dit des sottises, c'est possible. Son livre n'est pas toutefois, comme on l'a volontiers proclamé, basé sur des intuitions, mais écrit au terme de deux ans de séminaires internationaux — les noms de certains participants étonneraient — et à partir d'une impressionnante documentation accessible à tous ceux qui le souhaitent. Force est de constater, comme le notait la revue *Autrement* déjà citée, que la morbidité ne cesse de croître, que l'espérance de vie est stationnaire, voire en recul, que l'absentéisme pour raison de santé est partout en augmentation et que la consommation souvent aveugle de produits pharmaceutiques, à commencer par les calmants et somnifères administrés même aux enfants « turbulents », est démesurée. Et d'un autre côté, sait-on qu'un tiers tout au plus des gens actuellement soignés pour diabète à l'issue d'un diagnostic établi par la méthode classique souffrent réellement de diabète ? Combien voit-on de médecins faire leur autocritique, reconnaître devant un malade qu'ils ont commis une erreur, qu'ils se sont trompés, au lieu de s'entêter dans une démarche erronée ? Illich et ses pareils vont peut-être trop loin, ils prêtent le flanc à la réfutation, mais s'ils disent qu'il est midi alors que la pendule marque effectivement midi, doit-on s'obstiner à prétendre qu'il n'est pas midi ?

Car les pires adversaires des médecins, ce sont souvent des médecins eux-mêmes. Nous, les patients, nous ne demandons pas qu'on nous aime, nous n'attendons pas qu'on apprécie les belles maladies que nous présentons, nous ne voulons pas qu'on nous traite en nous tirant au sort pour faire avancer la science, nous n'admettons pas qu'on nous dépossède de nous-mêmes. Nous demandons qu'on nous soigne du mieux qu'il est possible. Nous ne sommes pas hostiles, naturellement pas, aux progrès de la science et si nous pouvons accepter d'y contribuer parfois, ce ne peut être qu'en toute connaissance de cause. Quoi qu'il arrive enfin, nous exigeons que tous les médecins s'occupent d'abord de nous et non d'eux-mêmes, qu'ils nous traitent comme ils voudraient être eux-mêmes traités à notre place, qu'ils nous épargnent quand ils le peuvent la souffrance, qu'ils ne nous dérobent pas notre personnalité, notre corps, notre vie et l'heure venue notre mort, mais qu'ils l'assument avec nous.

V
LA VÉRITÉ

Le jeu de la vérité

Avec ce malade, il n'y a plus rien à faire. On lui avait laissé pourtant un peu d'espoir. Si nous ne faisons plus rien, si nous lui disons qu'il est trop tard, comment va-t-il réagir ? Le reste de sa trop courte vie, il va le passer à attendre la mort. De quoi a-t-il besoin ? Que réclame-t-il ? Comment répondre ? On peut s'en faire une certaine idée, une philosophie même. Mais ce n'est pas, ce n'est jamais satisfaisant.

On peut, on doit croire à l'honnêteté, mais jusqu'à un certain point. Elle sert, cette honnêteté, à gagner la confiance du malade. Mais il arrive un moment où le malade se sent frustré, roulé, et le médecin avec lui. Le médecin se rend compte intuitivement, avec sa sensibilité et son intelligence, parce qu'il essaie de se mettre à la place de « l'autre », d'avoir, comme disait Mounier, mal à « sa » poitrine, qu'il devient nécessaire de donner au malade un espoir quelconque, n'importe lequel, même fallacieux, mensonger.

On l'a vu cent fois : les malades les plus réalistes, les moins rêveurs, les plus courageux, ceux qui acceptent le mieux l'issue fatale et proche, même ceux-là n'ont pas au fond d'eux-mêmes perdu totalement espoir. Ils n'ont pas abandonné l'illusion, si légère soit-elle, qu'un remède miracle pourra, au dernier moment, inverser le cours du destin. Alors certains se tournent vers quelque autre médecin qui pourra, pensent-ils, les aider, qui peut-être leur parlera sans y croire tout à fait lui-même, d'une nouvelle forme de traitement. Ils vont consulter ailleurs, changent d'hôpital, traversent les frontières, prennent l'avion et poursuivent leur quête plus loin.

Quelquefois le malade ne pose pas de questions au médecin, parce qu'il a peur de heurter ses sentiments et de l'ennuyer ou de le distraire des soucis de son métier. Il est vrai que certains médecins, par leur attitude, provoquent la crainte, la gêne et semblent se tenir à distance. Mais la plupart sont prêts au contraire à écouter les questions et à répondre au mieux de leurs possibilités. Pourquoi ne pas dire à ce vieux paysan, qui n'ose pas interroger, croit qu'il ne quittera l'hôpital que mort, que le traitement chimique qu'il subit depuis deux jours va durer cinq jours encore, ne serait-ce que pour lui éviter de s'inquiéter comme il le fait pour son bétail ? Pourquoi ne pas lui expliquer qu'il peut espérer vivre encore, lui promettre que si la tumeur évolue lentement, il pourra s'occuper encore de sa ferme, durer encore un peu ? Tout cela le soulagerait, il aurait encore son avenir devant lui.

Il est rare que les malades fassent entièrement confiance à leur médecin. Beaucoup croient qu'il n'existe pas ici-bas de pire damné menteur que lui et qu'il exerce d'ailleurs la seule profession où l'on soit obligé de mentir. Parfois, bien sûr, ils ont raison. Mais les doutes, la suspicion peuvent aller bien au-delà du médecin. Certains soupçonnent un complot dans leur famille et parmi leurs amis. Et, ici encore, ils ont souvent raison. La femme ou le mari, parfois l'aîné des enfants qui remplit le rôle de chef de famille, a décidé : « *Il ne faut pas lui dire. Nous ne devons pas. Cela le tuerait.* » Et le médecin, de son côté, ne va pas plus loin et se plie lui aussi à cette volonté de la famille.

Seulement il se trouve que la plupart d'entre nous sont de piètres acteurs, de pauvres menteurs. Le malade sent parfaitement que tous ceux qui l'entourent ne sont pas honnêtes avec lui, il le lit sur leurs visages, il l'entend dans leurs silences plus encore que dans leurs conversations, il le comprend dans les erreurs, dans les lapsus, dans les écarts de langage, il le sent à cause des sujets qu'on n'aborde jamais. Tous jouent mal, mentent mal. Le malade, lui, sait. Et le médecin se doute que le malade sait. Alors s'établit ce rapport de convenance, suprême politesse : le malade sait que le médecin sait que le malade sait, et il n'en parle pas.

Contre la vérité

Le médecin doit-il dire ou ne pas dire la vérité ? Doit-il ou non révéler au malade le nom de sa maladie ? Doit-il prononcer le mot de « cancer » ? Vieux débat, sans cesse repris. Quels sont les nombreux arguments avancés *contre la vérité :*

1° Le cancer est porteur de mort et le malade atteint de cancer porte la mort en soi. A-t-on le droit de le désespérer ? L'homme est le seul être vivant qui sache qu'il doit mourir, mais il ne sait pas quand il doit mourir. Pourquoi le faire savoir à une seule catégorie d'êtres humains, privilégiés si l'on peut dire de ce seul point de vue, les cancéreux ? Pourquoi donner à leur vie la compagnie quotidienne de la mort ? La torture de la peine capitale n'est pas la mort ; c'est de l'attendre à tout moment sans savoir exactement quand elle doit venir.

2° Si un malade cancéreux guérit, à quoi sert-il de lui avoir dit ce qu'il avait puisque, de toute façon, il va continuer à vivre avec la hantise de la rechute ? On lui impose une angoisse, un désespoir parfaitement inutiles.

3° Si un malade cancéreux ne guérit pas, ou bien s'il rechute, ou encore si son état s'aggrave alors qu'il sait la vérité, que faire ? En continuant à l'informer exactement, vous lui enlevez tout espoir de guérison et vous vous transformez en porte-parole du destin. Au contraire, en lui laissant entendre que la situation, même moins bonne, n'est peut-être pas si mauvaise, qu'on va essayer d'améliorer son état, de trouver autre chose — bref en lui mentant —, vous continuez à être quelqu'un qui essaye de le soulager, c'est-à-dire un médecin.

4° Mais alors, dans la mesure où le mensonge doit forcément s'introduire dans les rapports entre le malade et le médecin lorsque les choses vont plus mal, pourquoi avoir attendu ? Mentons dès le départ puisque, dans le pire cas, on sera obligé d'en arriver là...

5° Pour l'entourage, lorsque le malade sait la vérité sur son état, la conduite à tenir n'est pas, contrairement à ce qu'on pourrait penser, plus facile, au contraire. Vivre dans le mensonge, c'est peut-être condamnable en soi. Mais une certaine part de mensonge n'appartient-elle pas au comportement social habituel ?

Obliger l'entourage à se composer une attitude en face d'un malade qui sait, aboutit en fait à l'isoler davantage encore. En sa présence, on change de piste et il le sent, il sent qu'on ne lui parle pas, qu'on ne le regarde pas de la même manière. On cabote, on ne navigue pas, car l'horizon est bouché. Il mesure mieux que quiconque les limites de son propre avenir. A-t-on le droit de transformer ainsi des relations amicales, affectueuses ou intimes en simples rapports de convenance ?

En résumé, dire la vérité à un malade atteint de cancer, c'est lui annoncer sa mort. C'est purement de la sauvagerie. Un cancéreux qui va guérir vivra désormais dans l'angoisse de la rechute : il est donc inutile de l'alarmer ainsi. Un cancéreux qui va mourir, on le désespère et il est donc nuisible de l'avertir. Il convient de ne *jamais* dire la vérité. Dans un monde où presque tout le monde triche, c'est vraiment un pari impossible que de prétendre réserver la vérité à une seule catégorie d'êtres humains, ceux qui souffrent le plus.

Contre le mensonge

Alors il faut mentir ? C'est un devoir absolu ? Un devoir d'humanité ? Il y a pourtant de nombreux arguments *contre le mensonge :*

1° C'est « *sa* » maladie, c'est « *son* » affaire à lui. Le simple respect de l'homme exige qu'on lui dise ce qu'il en est. Pourquoi serait-il le seul à n'avoir pas le droit de savoir ce qui le touche si profondément : que la maladie va, au minimum, ralentir sa vie (professionnelle, sexuelle, etc.) et, au maximum, l'interrompre ?

2° Le malade peut avoir à prendre des décisions, pour que la vie puisse continuer comme il le souhaite s'il doit disparaître de cette terre. On répondra, il est vrai, qu'un homme doit toujours tenir ses affaires en ordre. S'il lui faut pour cela attendre de savoir qu'il va mourir, ce n'est pas au médecin de s'instituer son exécuteur testamentaire. On peut, tous les matins, trouver la mort dans un accident de circulation, les dangers qui nous menacent chaque jour sont innombrables.

Oui, mais ces accidents, ces dangers, sont le fait du hasard. En pratique, la plupart des hommes vivent comme s'ils ne devaient jamais mourir. Quand un diagnostic de cancer est posé, le hasard disparaît pour faire place au destin. La fin est proche, elle est écrite, il faut prendre maintenant ses dispositions et, pour pouvoir le faire, savoir ce qu'il en est.

3° Si l'on ne vous a rien dit, si l'on vous ment, votre famille, vos amis, vos voisins, savent tous que vous pouvez, que vous allez mourir. Vous seul l'ignorez et votre propre destin n'est connu que des autres. C'était le cas d'une très jeune fille qui vivait dans un village en s'étonnant, en s'inquiétant même parfois, de l'excessive gentillesse qu'on lui manifestait : car autour d'elle tous savaient que ses jours étaient comptés, mais elle l'ignorait. Ce qui est terrible quand on ment à un malade, ce n'est pas de lui dissimuler la vérité, c'est de lui cacher ce que les autres savent. Une telle situation crée des relations entièrement faussées où se mêlent la pitié et l'hypocrisie. Il faut réussir à faire comprendre au malade ce qu'il peut ou veut comprendre. S'il souhaite se dissimuler à lui-même la vérité, alors qu'il le fasse, qu'il soit, lui, le responsable du mensonge, et non le médecin, sa femme ou ses enfants.

4° Le code de déontologie médicale français impose avec raison le secret professionnel. C'est-à-dire qu'il interdit de livrer le secret de la maladie, de révéler le diagnostic à quelqu'un d'autre que le malade lui-même.

Dans le cas du cancer, cet impératif moral est violé tous les jours. Et comme tout viol, il est illégitime. En effet, si on ne peut révéler son diagnostic au malade, on ne devrait le dire à personne. Or, pour différentes raisons sociales et de conscience, le médecin décide de le révéler à quelqu'un, à un proche, à un membre de la famille, à défaut à un ami.

C'est relativement facile quand il s'agit d'enfants : les parents sont tout désignés et, de toute manière, il ne saurait être question, juge-t-on, de dire la vérité à un enfant. Bien qu'à Memphis, aux États-Unis, on avertisse les enfants leucémiques de plus de huit ans, âge auquel les Américains estiment qu'on commence à appréhender la question de la vie et de la mort. Question pourtant, il faut bien le dire, que certains vivent sans l'appréhender jamais...

C'est presque aussi simple lorsqu'il s'agit de parents âgés et malades : leurs enfants sont tout désignés pour connaître la vérité. Encore que dans certaines familles, le père ou la mère puisse avoir son préféré et que les réactions ne soient pas toujours excellentes. Certains auraient manifestement mieux aimé ne pas savoir et c'est le malade lui-même qui regrette parfois que ses enfants soient prévenus.

Les choses deviennent plus difficiles lorsqu'il s'agit d'époux : avertir selon le cas le mari ou la femme paraît s'imposer. Cependant, combien de fois n'a-t-on pas eu à regretter d'avoir révélé à celui ou celle qui porte légalement le même nom que le malade le diagnostic qu'on aurait mieux fait de ne confier qu'à la personne qui partageait sa vie ? Il faudrait pouvoir demander au malade à qui on doit parler et on ne peut pas, puisqu'on est lié par la règle du mensonge.

Les proches, la propre famille sont profondément affectés par le diagnostic de cancer, souvent plus que le malade lui-même. Ce n'est tout de même pas eux qui souffrent. Obligés d'imaginer, d'inventer, ils finissent par se composer une attitude.

Alors ? La seule conduite véritablement honnête consisterait à ne rien confier à la famille qu'on ne dise au malade : si le poids du secret ne peut être partagé avec le malade lui-même, il ne doit l'être avec personne d'autre.

5° Le malade, objecte-t-on, ne veut pas savoir. Et la preuve, c'est qu'il ne pose aucune question souvent autant par ignorance ou par respect que par fuite de la vérité. A un médecin qui faisait un jour cette remarque, le malade qui avait appris lui-même son diagnostic, répondit : « *Mais c'était à vous, docteur, de m'avertir sans que j'aie à poser de questions. Vous étiez celui qui saviez et vous deviez faire savoir.* »

6° Les rapports médecin-malade gagnent énormément

lorsque la vérité est connue. Le malade comprend mieux les exigences de la thérapeutique suivie, il accepte beaucoup plus aisément d'en supporter les effets secondaires, troubles digestifs, nausées, fatigue, chute des cheveux, etc. Il participe à son propre traitement, le suit avec beaucoup plus de soin et finit parfois par mieux connaître sa maladie que le médecin lui-même. Combien de parents d'enfants leucémiques apprennent ainsi tout ou presque de la leucémie ! Mais cette situation exige évidemment une plus grande disponibilité du médecin qui doit répondre sans cesse à des questions, calmer les appréhensions et finalement discuter avec le malade presque d'égal à égal au lieu de demeurer sur son piédestal technique, séparé du malade par le gouffre du mensonge et de la dissimulation.

7° On ne cache pas la vérité aux cardiaques alors qu'ils souffrent, que leur vie à eux aussi peut s'arrêter. Au contraire : il est fréquent que le cardiologue noircisse un peu le tableau pour obtenir que son malade change d'existence, se ménage, se soigne, se surveille. Et il n'y a pas un cardiaque qui, dûment averti, n'ait modifié sa façon de vivre, n'ait par exemple arrêté de fumer du jour au lendemain. Alors, quand on objecte qu'en disant à un cancéreux le nom de sa maladie on va le terroriser, que penser du cardiaque qui vit dans l'angoisse, touche sa poitrine en se demandant à tout instant si son cœur ne va pas s'arrêter de battre ?... Ce qui vaut pour le cardiaque, ne vaut-il pas pour le cancéreux ? Et si d'épargner l'angoisse est la règle du médecin, pourquoi ne pas l'épargner aussi au cardiaque ?

8° Éliminons pour notre pays les motifs juridiques qui font qu'aux États-Unis le risque de procès contraint les médecins à « annoncer la couleur », même si elle est très sombre, à leurs malades : une récidive après une intervention à l'estomac pour un soi-disant ulcère constitue la preuve soit d'une faute technique du chirurgien, soit d'une erreur de diagnostic du médecin, et la condamnation est inévitable. Nous n'en sommes pas encore là, mais il est possible qu'on y vienne peu à peu — certains procès récents le donneraient à penser — et qu'ici aussi la tendance américaine à noircir le pronostic devienne une habitude.

9° Si après qu'on lui a menti, le malade finit par apprendre la vérité, son angoisse sera doublée. On n'a pas voulu le lui dire : c'est donc, pensera-t-il, que son état est très grave. Lorsqu'on a décidé de mentir, on doit faire en sorte que le malade n'apprenne pas par hasard, par inadvertance ou par négligence, ce qu'il en est. Il suffit d'une phrase, d'un mot prononcés à haute voix dans le couloir devant la porte de sa chambre, d'un dossier qu'on laisse traîner, d'une manipulatrice de radio qui en dit trop, et surtout de la promiscuité des salles d'attente où certains — qui, eux, savent — se font un malin plaisir d'avertir ceux qui ne savent pas encore. Si l'on est décidé à appliquer la politique du mensonge, qu'on se donne au moins, ou qu'on prenne, les moyens de cette attitude.

Lors de la « grande visite » du service conduite par le patron entouré de ses assistants, internes, externes, infirmières, surveillantes, soignantes, le langage utilisé se veut hermétique. On a recours à des initiales, à des sigles, aussi bien pour le nom de la maladie que pour celui des examens ou des médicaments. Le malade est en droit de penser que les doctes du temps de Molière n'ont pas disparu, même si le chapeau pointu et la longue robe noire ont été remisés : le langage médical a remplacé le latin incompréhensible par un code secret connu seulement des initiés.

Le malade, qui a tourné la tête de gauche à droite pendant cette partie de tennis qui se déroulait au-dessus de sa tête et qui a essayé de tout retenir, interroge ensuite fiévreusement l'infirmière : « *LB qu'est-ce que c'est ? Stade 2, CYCLO 4, COBA, qu'est-ce que ça veut dire ?* » S'il s'obstine à chercher, il finira bien par l'apprendre.

Hypocrisie sociale : dans un pays où la règle générale est de taire au malade la vérité sur son affection s'il s'agit du cancer, on soigne les cancéreux dans des centres réservés à cette maladie... On fait vivre des cancéreux sans leur dire qu'ils ont un cancer dans des hôpitaux où on ne soigne que le cancer ! Comment peut-on à la fois refuser d'indiquer aux malades le mal dont ils sont frappés et les concentrer dans un endroit où on ne traite que ce mal ? Il est vrai que les mots de cancer et d'institut ou centre de cancérologie ont disparu des frontons des édifices, au profit de noms propres : Gustave Roussy, Antoine Lacassagne,

Pierre et Marie Curie, René Huguenin, etc. Tous ces médecins étaient des cancérologues. Pour être fixé, il suffit d'ouvrir un dictionnaire, ou mieux encore de prendre un taxi.

« S'il vous plaît, chauffeur, à l'Institut Gustave-Roussy à Villejuif. Vous savez où c'est ?

— Bien sûr, c'est là qu'on soigne les cancéreux. »

10° Alors qu'on parle tant de la « dédramatisation », de la « démythification » de cette maladie et surtout du mot cancer, pour éloigner la peur et arriver à prouver non que c'est là « une maladie comme une autre » ainsi qu'ont le toupet de le dire certains, mais une maladie de plus en plus guérissable, encore faudrait-il pouvoir connaître des cancéreux guéris. Or comment en connaître puisqu'ils ne savent pas ? Comment rencontrer des cancéreux guéris puisqu'il n'y a pas de cancéreux reconnus ? Les seuls dont on entende parler sont ceux qui meurent « après une longue et cruelle maladie », comme on lit dans les notices nécrologiques des journaux.

Il est étrange de penser que dans tous les services de cancérologie de Paris, quand des cancérologues passent à la télévision pour parler de leur spécialité, on demande aux surveillantes de fermer la lumière et de bloquer tous les récepteurs pendant l'émission. On s'adresse à des bien portants qui sont des malades potentiels pour les avertir, leur expliquer, tout leur dire ; et quand ce sont des malades véritables, on leur cache cette vérité qu'on leur livrait complaisamment la veille. Autrement dit, le malade est exclu du monde des vivants.

Peut-on conclure ?

Au bout du compte, que se passe-t-il, entre cette sacrée vérité et ce respectueux mensonge ? Aux États-Unis, on le sait, les médecins disent souvent tout et des spécialistes ont étudié les effets de la révélation. En Grande-Bretagne, vérité aussi, mais à moitié, et pas systématiquement. Partout ailleurs, le mensonge est la règle : en Union soviétique, au Japon, en Espagne, en Allemagne, en Italie...

Comment réagissent aux *États-Unis* les malades avertis

qu'ils sont atteints d'un cancer, ce mal porteur de mort ? Les études faites à ce sujet indiquent que le malade ainsi prévenu passe par six étapes successives :

Premier stade, le refus : *Il n'est pas possible que j'aie une maladie aussi grave. Le médecin doit se tromper. Je vais en consulter un autre, faire d'autres examens. Cet amaigrissement de dix kilos, c'est plutôt de la malnutrition ou un accident dû à la fatigue, aux soucis. De toute manière, cela ne peut pas m'arriver à moi.*

Deuxième stade, la révolte : *Pourquoi est-ce que cela m'arrive à moi et pas au salopard d'en face qui en fait voir à sa femme ? Ou à ce politicien véreux qui vole allégrement ses concitoyens ? A tous ces criminels, à ces gens ignobles qui continuent à vivre en bonne santé ?*

Troisième stade, le marchandage qu'il vaut mieux appeler le combat (on est bien obligé, malheureusement, d'en passer par là) : *Si je coopère avec le médecin, si je prends bien les médicaments qu'il me donne, si j'accepte l'intervention chirurgicale ou les séances de rayons, je peux gagner. Il faut que je gagne.* Mais le marchandage peut aussi revêtir une forme plus sommaire : *Si je me conduis bien avec les miens, avec Dieu...*

La quatrième phase survient, c'est le chagrin, presque le désespoir : on pense à tout ce qu'on risque de perdre, aux personnes aimées qui ont disparu. Le malade est déprimé, il s'isole, pleure, se plaint. Cette étape peut se combiner avec la suivante pour n'en former qu'une seule.

Cinquième stade, une période de griefs, d'agressivité vis-à-vis de la famille ou des amis qui essayent de réagir contre la tristesse et la dépression du malade en affichant une fausse bonne humeur : « *Allons, mon vieux, ça ne va pas si mal !* » Pas si mal pour qui ? Pour vous peut-être, car pour moi... Il devient, paraît-il, nécessaire à ce moment de permettre au malade de se dissocier de la vie, avant la dernière étape.

Sixième et dernier stade, l'acceptation : elle fait dire à certains, rares : *Je pense que c'est un miracle. Je suis prêt maintenant, je vais bientôt être soulagé.*

En *France,* de telles études n'ont pu être entreprises car nous n'avons pas encore — et c'est heureux — d'experts de la mort, de thanatologues. Cependant, l'attitude dominante observée chez les malades s'apparente toujours à l'une de ces cinq réactions :

Le refus : Tel philosophe va lui-même poser son propre diagnostic, après la lecture attentive d'ouvrages médicaux dont il a tiré une explication ingénieuse mais fausse, prenant en compte sous une autre optique tous les symptômes qu'il observe sur lui-même.

Le regret : Tel excellent journaliste français, soigné et opéré aux États-Unis à plusieurs reprises, irradié, sait depuis le début qu'il a un cancer. Rentré et soigné en France, on constate bientôt des métastases pulmonaires, signe que la fin approche. On lui conseille de reprendre un peu son travail, puis d'aller se reposer pour soigner ses poumons, sans lui dire explicitement que c'est encore le cancer. Un traitement améliore passagèrement son état. Puis il n'y a plus rien à faire et il meurt. Une de ses consœurs a écrit un très bel article louant son courage, soulignant combien les médecins américains ont eu raison de lui dire la vérité puisqu'il y a puisé la force de n'arrêter son activité professionnelle qu'à la toute dernière extrémité. Quelques mois plus tard, l'un de ses meilleurs amis, qui avait partagé un appartement avec lui pendant ces trois années aux États-Unis, rencontre le médecin français et lui confie : « *Vous ne pouvez pas imaginer ce que cela a été pour lui de savoir. Horrible. Il a souffert atrocement pendant trois ans de savoir qu'il avait un cancer et qu'il allait en mourir.* »

La dépression : Tel grand physicien découvre la vérité dans son dossier après trois ans d'évolution de la maladie et se suicide la nuit même. Tel psychanalyste, désespéré, ne reprend confiance qu'après révision — mensongère — du diagnostic dans un sens plus favorable.

La volonté d'oubli : Tel psychologue se sait porteur d'une leucémie chronique depuis cinq ans et ne pense, lorsque la fin approche, qu'à se guérir d'une jaunisse à laquelle il attribue tous ses ennuis de santé.

Le « comme si » : Deux jeunes Américains de quinze et de trente ans, mis au courant dans leur pays et venus se faire traiter en France, réclament, malgré l'aggravation de leur état, une explication optimiste.

Toutes ces attitudes au fond se ramènent à une seule : la quête d'un espoir, et la misère de l'âme quand l'espoir est perdu.

La différence entre les comportements ainsi schématisés aux États-Unis et en Europe tient à l'idée admise par les Américains et rejetée par les Européens qu'un jour l'homme pourra accepter de mourir, ce qui correspondrait aux vues de certaines peuplades dites primitives (« Quand je serai mort, toi tu prendras mon pied ou ma main, toi ma tête »).

Pour les Américains il n'existe pas de problèmes posés à l'homme qui ne puissent un jour être résolus. Ils pensent que s'il peut aller dans la Lune, connaître l'espace, l'homme parviendra un jour à accepter de mourir. Et supposant le problème résolu comme il doit l'être plus tard, pourquoi ne pas sauter les étapes et le résoudre maintenant ?

En Europe, à l'opposé, on pense que certains problèmes sont si complexes et douloureux qu'ils ont peu de chances de recevoir une solution et qu'en attendant, mieux vaut les nier.

On avance parfois l'idée qu'il y a des malades auxquels on peut dire la vérité et d'autres qui ne doivent pas la connaître parce qu'ils ne pourraient la supporter. Mais qui en décidera ? Qui pourra en juger sinon le malade lui-même ?

De toute façon, ce n'est pas simple, ce n'est jamais simple. Et si, maintenant, je suis déterminé à dire la vérité à tous ceux qui veulent la connaître, je suis incapable de juger, de condamner ceux qui, comme ce fut mon cas pendant quinze ans, refusent absolument de la dire.

Essayons de passer brièvement en revue les attitudes possibles, illustrées par des phrases qui ont effectivement été prononcées.

La vérité toute crue, saignante : *Mon vieux, vous avez un cancer. Si vous voulez essayer de guérir, il faut vous soigner.*

Le mensonge tout net, blanc : *Ce n'est rien du tout, une petite opération abdominale et vous serez guéri.* Le malade se réveille avec un anus artificiel, ouverture provisoire qu'on refermera dans un an.

Ces deux attitudes sont condamnables parce qu'elles sont toutes deux systématiques. Ce sont des paroles de technicien médical et non d'homme. On se débarrasse en fait du malade qu'on plonge dans l'angoisse dans le premier cas et qu'on range sur une voie de garage dans le second, quitte à trouver dans quelques mois une explication sur mesure aux nouvelles douleurs, aux nouveaux malaises, etc.

Comme, dans la vie, rien n'est tout à fait blanc, ni tout à fait noir, il y a aussi ce qu'on peut appeler la réponse nuancée, légèrement en deçà du mensonge ou au-delà de la vérité, qui finissent par se rejoindre sur la fine crête du respect humain : *Votre moelle osseuse fonctionne mal, elle est en quelque sorte désorganisée, elle ne fabrique plus que des mauvaises cellules qu'il faut éliminer à l'aide de moyens efficaces mais dangereux.* Le mensonge est fait de telle manière qu'il peut être percé.

« *C'est une leucémie ?*

— *Oui, en quelque sorte.*

— *Quelle sorte ? Qu'est-ce que cela veut dire ? Que va-t-il arriver ?...* »

Ou bien, simplement :

« *Bien, docteur. Merci.* »

Le malade ne veut pas en savoir plus.

Un autre médecin dira : *Vous avez une tumeur au sein. On ne peut évidemment pas savoir, avant de l'avoir enlevée, si c'est une tumeur bénigne, un fibrome, un adénome ou si c'est une tumeur maligne, un cancer. Désirez-vous qu'on vous le dise ?*

Il arrive que les malades répondent : *Non. Traitez-moi, mais ne m'en parlez pas.* La conduite est guidée.

Mais si au contraire le malade veut savoir la vérité et la demande, il vaut mieux éviter de lui répondre : *Ça dépend, quelle vérité ? Il y a vérité et vérité.* Propos truqueurs. Quand on dit cela, c'est toujours un mensonge. Il n'y a qu'une vérité, celle que vous savez et que vous cachez. La question n'est pas : « *Dites-moi la vérité* » mais « *Que me cachez-vous ?* »

En vérité — et le mot est utilisé ici dans sa valeur exhaustive, le plus proche possible de sa signification profonde, tentative de dévoilement de la réalité des choses — en vérité, lorsque le malade souhaite connaître « la vérité », il sous-entend : « *Pourvu qu'elle soit bonne !* » Sur le stade, lorsqu'on dit : « *Et que le meilleur gagne !* », cela s'accompagne toujours du souhait : « *Et que le meilleur soit évidemment mon champion, mon équipe !* »

Qu'il me dise la vérité mais que celle-ci ne soit pas trop mauvaise. Derrière le diagnostic : « *Vous avez un cancer* » se cache en réalité le risque : « *Vous pouvez en mourir.* » Là, le devoir du médecin est simple, presque tracé, il ne peut rien affirmer parce que nul ne sait, ni lui, ni personne. Il ne connaît pas l'avenir et il existe toujours, sauf à la phase ultime, la possibilité de rémissions imprévisibles. Prédire : « *Vous en avez pour six mois, ou pour un an, ou pour trois semaines* » est toujours un mensonge. Le recours aux statistiques est également un piège : « *Vous avez 10 % de chances de vous en sortir* » ne veut rien dire. Le malade ne connaît en effet ni les neuf autres qui sont dans son cas, ni les quatre-vingt-dix malheureux qui n'y sont pas. C'est lui qui est en cause et, pour lui, c'est du 100 %. Sa vie ne se découpe pas en pourcentage comme les actions en Bourse ou les chances des chevaux au tiercé.

Les médecins qui croient avoir un ordinateur dans la tête et la tête à la place du cœur se trompent sur tous les plans : dans leurs prévisions parce que cet ordinateur de la vie et de la mort n'est jamais infaillible. Dans leur comportement parce qu'ils répondent à l'attente de la vie et de sa chaleur par un calcul glacé.

La vérité n'est pas un jeu

Répondant au questionnaire de Proust, l'écrivain Robert Merle en face de « *Comment j'aimerais mourir ?* » inscrivait : « *J'aimerais autant pas.* » Nous en sommes tous là, n'est-ce pas ? Et même, comme l'a dit le philosophe Jankélévitch, « *Nous savons que nous mourrons tous, mais nous ne le croyons pas.* »

Que se passe-t-il si on nous annonce notre mort prochaine ? C'est la grande question du « jeu de la vérité », qui vaut pour les malades atteints d'une forme grave de cancer plus que pour tous les autres. Car si pour les autres, en général, le pronostic fatal est difficile à dater, s'il est presque toujours impossible de dire sans risque d'erreur à un cardiaque ou à un rhumatisant : « *Vous en avez pour trois mois, six mois, un an* », l'état de certains cancéreux peut permettre, au moins à la phase ultime nous a-t-on dit, de formuler une hypothèse approximative, d'indiquer un délai maximal.

La vérité n'est pas un jeu et cette question-là est cruciale. Car si la mort dépend de la fatalité, la vérité appartient à l'homme, au médecin « présumé savoir », au malade qui veut ou ne veut pas savoir. Ici le diable ne perd pas ses droits, puisqu'on peut et que même il faut, de toute façon, faire un choix : celui de dire, de se taire ou de mentir.

La responsabilité de prononcer un tel choix est l'une des deux décisions les plus cruelles, les plus dramatiques, qui pèsent sur les épaules du médecin, l'autre étant celle de l'euthanasie ainsi qu'on le verra au chapitre suivant. Devant la maladie, son chemin est tracé : il lutte avec tous les moyens en son pouvoir pour guérir le malade, améliorer son état, retarder l'heure de sa mort. Dans la plupart des cas, heureusement, il n'a pas à s'interroger. Sauf précisément sur ce point : que faut-il dire ? Et il est évident que cet instant de vérité se présente beaucoup plus souvent au cancérologue pour deux malades sur trois puisque seul en définitive le troisième guérira.

Au pied du lit du condamné, le médecin n'est cependant pas tout à fait démuni. D'abord parce que, pour certains, le choix n'existe pas. Ensuite parce que, pour d'autres, le choix peut être facilité du moins jusqu'à un certain point par le malade lui-même. Enfin parce qu'il existe quand même un critère, un seul, qui peut ou même doit guider sa décision.

Le choix n'existe pas, en apparence du moins, pour le malade qui « sait » déjà, soit qu'il ait été exactement informé dès l'origine de la nature, puis de l'évolution de son mal et des successives aggravations de son état, soit qu'il ait découvert par lui-même à un moment quelconque ce qu'il en était et soupçonne l'inévitable issue. Encore convient-il de nuancer le propos. La vérité du diagnostic n'est pas la vérité de l'issue, et le choix n'est pas vraiment le même dans la pratique, dire : « *Vous avez un cancer* » ou dire : « *Vous allez mourir* », même si cela peut vouloir dire la même chose, ne veut pas forcément dire la même chose.

On peut aussi avoir été explicitement averti, et puis soudain refuser d'admettre l'inéluctable. Cela se voit souvent. On cite des médecins, des cancérologues même qui, après avoir fait eux-mêmes leur diagnostic, supervisé eux-mêmes leur traitement, décrit par avance avec précision les phases qu'ils allaient traverser, rejettent tout à coup les explications pourtant solidement fondées qu'ils avaient avancées, s'accusent et accusent ceux qui les soignent de s'être trompés, construisent toute une thèse différente et moins alarmante présentant le minimum de vraisemblance qui prend en compte toutes les péripéties de leur maladie et récusent jusqu'au dernier soupir une fatalité qu'ils avaient pourtant prédite avec minutie. Ce fut, dit-on, le cas d'un médecin personnel du général de Gaulle, disparu quelques années avant son illustre patient. Cette ultime réaction de défense ne fait cependant pas problème pour le médecin traitant puisqu'elle indique sans ambiguïté la volonté, fût-elle tardive, de ne rien entendre.

On rejoint ainsi la seconde éventualité : le malade, fermement, ne veut rien savoir. Il le dit, le clame à l'occasion. Qu'on ne lui parle pas de sa maladie, qu'on ne la nomme jamais, qu'on ne vienne pas lui expliquer son traitement et moins encore les perspectives, qu'on fasse de son mieux pour le guérir et, pour le reste, qu'on lui fiche la paix. Il est rare que ce soit dit de façon aussi nette, mais dans ce cas pas d'ambiguïté non plus : le silence. Là encore, des précédents qui donnent à réfléchir : ainsi Georges Mathé, directeur de l'Institut de cancérologie de Villejuif, déclarait en décembre 1976 à *Paris-Match* qu'il ne voudrait pas, surtout pas, qu'on le prévienne s'il était atteint d'une affection fatale, et bien sûr qu'il ne fallait à aucun prix avertir les malades condamnés.

Troisième situation, exactement contraire, avec laquelle on pénètre déjà dans la zone des incertitudes : le malade exige la vérité. Qu'on en finisse avec ces pieux mensonges, ces silences gênés, ces demi-aveux et qu'on dise une bonne fois ce qu'il en est, ce qu'il a, combien de temps il lui reste à vivre. Deux hypothèses : en fait, soutiennent certains médecins, ce n'est pas la vérité qu'il veut entendre ; ce qu'il attend, c'est simplement qu'on lui dise qu'il n'a pas un cancer. Et d'autres : puisque c'est lui qui l'exige, lui qui est le premier, le seul, en droit d'être averti, alors il faut répondre honnêtement à ses questions. D'ailleurs, s'il interroge ainsi, c'est qu'il sait déjà, peut-être sans se l'avouer à lui-même. On notera au passage que, de même qu'il impose vis-à-vis des tiers le secret médical que personne ne respecte, le code de déontologie interdit en France de prévenir un malade qu'il est condamné.

Après le malade qui sait, celui qui refuse et celui qui réclame la vérité, vient le cas limite, le plus difficile pour le médecin : le malade qui ignore, mais ne demande rien, ni des explications, ni le silence, et qui pourtant va mourir. Que faire ? C'est sans doute la situation la plus fréquente et celle aussi où le médecin est placé vraiment devant un choix décisif qui n'appartient qu'à lui.

Sa réponse peut conduire à plusieurs attitudes. Trahir le secret mais pas envers le malade, en prévenant un membre de sa famille, le plus proche de lui et, dès lors, s'en laver les mains en refilant à l'époux ou à l'épouse, aux parents ou aux enfants, le soin de décider de la conduite à tenir. Faut-il oser dire que c'est faire preuve de lâcheté ? Prendre l'avis de ceux qui peuvent l'éclairer, rien de plus normal ; mais l'avis seulement : c'est à lui, à lui seul, qu'il appartient de décider et d'agir.

Autre pratique, malheureusement fréquente : se dérober, cultiver le silence, rester prudemment dans le vague, presser le pas, tourner la tête. S'en remettre au hasard, à une infirmière, à une aide-soignante, à un incident fortuit. Se donner bonne conscience à peu de frais en se disant : « *Bah ! S'il sait, inutile de se donner le mal de lui confirmer, ces entretiens-là sont toujours délicats. S'il ignore, inutile de prendre le risque de le lui annoncer, ce n'est jamais facile ni agréable.* »

Alibi, trompe-l'œil de la fausse symétrie. Et pourtant, il existe un critère qui devrait au moins guider le médecin, l'aider dans sa décision. Toujours le même, qu'on oublie décidément bien aisément : le malade. Est-ce pour lui-même, pour s'éviter une corvée, pour se dispenser d'un moment difficile, que le médecin recule ainsi ? Est-ce pour lui-même que ce n'est jamais « facile ni agréable » et en définitive inutile, voire dangereux ? Ou bien est-ce pour le malade ?

Il est commode de prétendre, comme le font certains psychiatres et psychanalystes, qu'en reculant, en éludant les questions posées ou suggérées, en refusant de décider et d'agir, le médecin a peur d'une vérité qui le renvoie à sa propre condition humaine, qui lui fait entrevoir sa propre mort. Cette explication ingénieuse a été adoptée, on pourrait presque dire d'enthousiasme, par nombre de médecins. Malheureusement tout porte à croire qu'elle est fausse.

Fausse, mais bien pratique et même apparemment honorable : nous sommes tous mortels ; moi, le médecin, je mourrai un jour comme vous, le malade, vous allez mourir. Alors, comme vous, j'ai peur et la peur me paralyse. Vous voyez bien que je ne suis qu'un homme comme les autres, un homme comme vous. Mieux : certains médecins, dit-on, seraient si attachés à leurs malades qu'ils ne supporteraient pas l'idée de les voir mourir. Et encore : puisque la mort signe leur échec, puisque leur métier implique une mystique de la vie, pourquoi devraient-ils se faire les messagers du destin ?

Cette fois, c'en est trop. Pour un peu, c'est le médecin qu'on devrait plaindre !

***

Regardons de plus près toutes les raisons énumérées au chapitre précédent pour ou contre la vérité. On pourrait certes les exprimer autrement, en allonger la liste. Peu importe qu'on trouve dix réflexions dans l'un des plateaux de la balance, cinq seulement dans l'autre et qu'ainsi le fléau semble pencher vers la vérité : il s'agit d'un raisonnement qualitatif et non quantitatif. Mais dans cet examen de conscience, car c'est bien le cas tel qu'il se déroule, comment ne pas être frappé de ceci : sur les cinq raisons données contre la vérité, trois à coup sûr et quatre peut-être concernent le médecin bien plus que le malade. Au contraire, sur les dix raisons alléguées en faveur de la vérité, plus de la moitié et même sept ou huit intéressent principalement le malade et secondairement le médecin.

On objectera, à juste titre, que cela ne saurait suffire, qu'une telle analyse peut prêter, sur plusieurs points, à discussion, que l'instinct, le tempérament, la personnalité, les circonstances et tout le non-dit, informulé mais ressenti, importent finalement davantage qu'une démonstration qui se veut rigoureuse et qui, en pareille matière, ne peut pas l'être. C'est vrai. On évoquera le vieux débat entre la charité et la vérité, et même la sagesse des nations : toute vérité n'est pas bonne à dire, assure-t-elle. Voire : faut-il entendre que le mensonge est préférable ?

Un des adversaires résolus de la vérité parmi les cancérologues, le professeur Lucien Israël, a recueilli de deux malades des avis parfaitement opposés alors qu'il leur proposait une intervention chirurgicale en leur promettant, s'ils l'acceptaient, un délai de grâce : « *Opérez-moi,* dit l'un, *il n'y a pas de petite survie.* » « *Ne m'opérez,* dit l'autre, *que si vous êtes sûr que je vivrai au moins un an encore. Mais s'il ne s'agit que de prolonger mon existence de trois ou quatre mois, alors non. Tout est en ordre, j'ai fait la paix avec moi-même, je préfère mourir.* » Et le même cancérologue, tout en maintenant fermement son point de vue, incrimine à un double titre le tempérament latin : il marque, estime-t-il, une plus grande sensibilité à la mort que les Anglo-Saxons ; mais d'un autre côté la tendance naturelle des médecins, dans les pays latins, est d'exagérer le mensonge.

On pourrait aligner ici, recueillies de la bouche même des médecins ou puisées dans leurs livres, dix, vingt, cent anecdotes, récits authentiques, cas vécus. Et on constaterait alors qu'on n'est pas plus avancé, que les arguments et les exemples qui inclinent dans un sens sont équilibrés, combattus, ruinés par des démonstrations et des situations exactement opposées.

C'est déjà une leçon : ce n'est pas des précédents invoqués que l'on pourra déduire une ligne de conduite valable en toutes circonstances et pour tous, puisque ces précédents, parfaitement contradictoires, ne permettent pas de conclure.

***

Allons donc plus loin. On a pu dire plaisamment en paraphrasant un mot célèbre, que la santé était une affaire trop sérieuse pour être laissée aux seuls médecins. N'en va-t-il pas de même de ce choix face à la vérité ? Il n'appartient pas en propre au seul médecin, qui n'est que le dépositaire de cette vérité comme il est garant des soins donnés. Il appartient d'abord au malade et il ne peut en être disposé sans son aveu : c'est à lui qu'incombe, pour commencer, le soin de décider s'il veut ou refuse de savoir.

On peut reprocher au médecin de chercher à se défausser sur d'autres — famille, personnel soignant, hasard même — de sa part de responsabilité. Ne l'accablons pas en la lui faisant porter tout entière et sans partage. Essayons, pour y voir clair, de nous mettre à sa place de la même façon qu'il doit, lui, se mettre autant qu'il est possible à la place du malade. Alors les choses deviennent claires.

La voie la plus difficile, celle qui demande le plus grand courage, est toujours la moins encombrée. Truquer, mentir ou se défiler, c'est préserver à tout prix le personnage de grand prêtre de la science, de sorcier de la santé, c'est dissimuler l'échec, c'est cacher qu'on ne sait ni ne peut tout, c'est privilégier le caractère magique de la médecine. La seule relation honnête et courageuse est fondée sur la sincérité. C'est aussi la plus malaisée.

Loin de nous la pensée d'accabler, voire de critiquer, ceux qui font le choix inverse et décident de ne jamais dire ce qu'il en est. S'ils ont opté pour cette attitude en conscience, s'ils font bien leur métier qui est de soigner et de guérir s'il se peut, d'épargner la souffrance et d'aider à mourir s'il le faut, nul n'a le droit de les juger. De même, il faut naturellement exclure les malades qui, explicitement, refusent d'entendre et le disent. Mais pour les autres, en tâchant de leur parler avec le cœur, en évitant d'ajouter à leur angoisse par une révélation trop brutale, par des propos dénués d'humanité, voire de tact, ne faut-il pas les préparer, les avertir ? Et pour qu'on ne puisse invoquer le code de déontologie, dérobade trop facile dans un pays où le juridisme est presque un vice national, il faut abroger dans ce code toute disposition contraignante de quelque nature qu'elle soit, il faut laisser chacun libre de se déterminer sans lui imposer — au nom de quoi, on se le demande ? — l'obligation de se taire, sans la remplacer par l'obligation de parler.

La pratique dépendra ainsi de la conscience et du savoir-faire, de la générosité et du courage de chacun. C'est la seule façon de nous rendre notre mort.

***

Car la mort a changé, et son image, et son attente. Dans son excellent livre *Essais sur l'histoire de la mort en Occident* (Seuil, 1975), Philippe Ariès place aux environs de 1930 l'instant de ce changement.

Jusque-là, la mort était une sorte de cérémonie quasi

publique, la dernière et la plus solennelle de la vie. Celui qui allait disparaître avait mis ses affaires en ordre, fait son testament, reçu les derniers sacrements. Il savait bien que l'heure approchait, il espérait que l'attente ne serait pas longue, et généralement elle ne l'était guère en effet. Les siens, famille, amis, se réunissaient et se succédaient à son chevet pour « l'assister » pendant son agonie.

Le dernier soupir rendu, on voilait les miroirs, on arrêtait les pendules, on pendait des draperies noires à la porte de la maison, on faisait la toilette du mort — et il y avait des femmes dont c'était le métier — on le parait, et la veillée commençait. L'avis de décès était placardé à la porte, publié dans la presse. Les relations, les voisins défilaient dans la pièce à demi obscure où il gisait, traçaient sur le corps un signe de croix avec l'eau bénite, se recueillaient, échangeaient quelques paroles de réconfort avec les proches affligés. La mise en bière, la levée du corps, l'absoute ou la messe des morts, l'enterrement que l'on se faisait un devoir de suivre jusqu'au cimetière, étaient marqués par de nouvelles bénédictions, d'autres condoléances. Il y avait aussi le registre qu'on signait, les cartes qu'on déposait et les lettres qu'on adressait à la famille, enfin les remerciements à tous ceux qui avaient pris part au deuil. Les vêtements sombres, le refus de toute sortie, de toute distraction, le demi-deuil, la messe de bout de l'an, prolongeaient le souvenir du disparu.

Depuis un demi-siècle environ, ces pratiques se sont peu à peu allégées, puis ont à peu près disparu, au moins dans les villes si elles subsistent pour une part à la campagne. Les rites ont été considérablement simplifiés. Aujourd'hui, le plus souvent, celui qui va mourir l'ignore. Il a été privé de ses droits et on le traite comme un enfant ou un dément : on lui cache la vérité. D'ailleurs l'attente se prolonge et chacun est las bientôt d'aller visiter ce corps qui gît inconscient, hérissé de tubes, qui n'est plus l'homme ou la femme qu'on a connu mais une sorte de monstrueux robot. On s'en détourne, d'autant que cela n'en finit pas. Et au cœur de la nuit, sans personne à ses côtés, il franchit enfin le pas. C'est fini.

Cette mort-là, la mort d'aujourd'hui, c'est le sort qui attend un sur deux d'entre nous. Dans une série de quatre articles tout à fait remarquables publiés dans *Le Monde* en mai 1975, sous le titre « *Le médecin devant la mort* », Claudine Escoffier-Lambiotte relevait en effet qu'un décès sur deux se produit à l'hôpital ou dans les hospices de vieillards, les autres soit sur la voie publique en particulier à la suite d'un accident, soit enfin, pour moins d'un sur quatre, au domicile du disparu. Ce qui était la règle jadis, la mort paisible que nous décrivions plus haut, est devenue l'exception. C'est d'autant plus normal que deux morts sur trois sont des vieillards en état plus ou moins avancé de délabrement physique et intellectuel, qui occupent sept sur dix des lits d'hôpitaux et de maisons médicales. Il y a, en France, plus de sept millions de plus de soixante-cinq ans, plus de deux millions d'octogénaires ou nonagénaires et trois sur quatre des plus de soixante ans ont au moins un ascendant encore en vie et souvent à leur charge.

***

Cette mort si nouvelle, est-on bien sûr qu'elle fasse horreur, qu'elle terrorise, qu'elle soit si effrayante qu'il ne faut jamais en parler, encore moins l'annoncer à ceux qui vont la rencontrer et donc, à aucun prix, ne leur dire la vérité ? On le répète à satiété, on brode indéfiniment sur ce thème et cette image de la mort est de nos jours profondément ancrée dans tous les esprits.

Sur quoi repose cette certitude ? Sur le témoignage des médecins d'abord, qui sont les principaux avocats de cette thèse. De nombreux médecins tout au moins, sinon de tous. Par exemple dans les récits du Dr Émile Raimbault (*La délivrance.* Mercure de France, 1976), il en est assez souvent ainsi.

On est pris de soupçons. Et si cette mort hospitalière, cette mort mécanique d'aujourd'hui, masquait la réalité ? Si le tabou, le secret n'étaient que des prétextes pour refuser de voir le problème en face, tel qu'il se pose aux bien portants ? Si c'étaient le médecin qui détourne la tête pour ne pas voir, la famille qui s'éloigne sur la pointe des pieds, l'équipe soignante qui parfois, on nous l'a dit, en vient à prendre en grippe le malade qui n'en finit pas de mourir, qui exprimaient là leurs propres sentiments, leurs propres réactions, leurs fantasmes devant la mort ?

On en vient à se demander s'il n'y a pas là une énorme erreur, une énorme imposture — involontaire, bien sûr. Que la crainte de mourir hante l'homme de réflexion tout au long de son existence, quoi de plus naturel, ce n'est pas nouveau. Que l'approche de la mort lui fasse regretter la vie qu'il va quitter — et encore, pas toujours —, on l'admet volontiers. Mais est-on bien sûr que ce n'est pas, pour la majorité sinon pour tous, le contraire de ce qu'on nous affirme ? Est-on bien sûr que les hommes et les femmes d'aujourd'hui ne finissent pas par regarder la mort, leur mort, en face, de façon plutôt plus ferme et déterminée que ce ne fut le cas dans le passé ?

Ces rites, ce formalisme, ces cérémonies d'autrefois avaient un contenu social qui finalement constituait l'essentiel de l'affaire pour ceux qui restaient, pour la famille, pour la clientèle au sens romain du terme. Mais pour le mourant, qu'étaient-ils d'autre qu'une sorte de ballet destiné à le distraire de l'événement, qu'une incitation à accepter l'inacceptable et à respecter, jusqu'en cette occasion suprême, en faisant comme on disait « une bonne mort », les traditions, les usages et les règles de politesse, d'hypocrisie au fond, dans lesquels il avait vécu ? Invité à jouer son rôle jusqu'au bout, tandis que chacun autour de lui s'appliquait à donner la réplique comme l'exigeait la coutume, n'était-il pas d'une autre façon anesthésié, prisonnier de son personnage d'homme qui va mourir et qui le sait, donc détourné de sa mort ? N'était-ce pas une autre façon de lui voler sa mort en la magnifiant, de l'empêcher de connaître la vérité ?

Jamais, assure une voix quasi solitaire, celle du pasteur André Dumas, l'idée de la mort n'a été aussi familière qu'aujourd'hui, jamais les hommes n'ont été aussi nombreux à savoir par avance qu'ils allaient mourir, quoi qu'on leur dise ou prétende leur cacher, jamais ils n'ont accepté aussi nombreux ni aussi fermement de l'envisager. Et s'il avait raison ?

Alors la grande question de la vérité ne se poserait pas, pas du tout, dans les termes où la posent beaucoup de médecins français et leur code de déontologie. Il ne s'agirait plus de savoir si la révélation de la vérité risque d'accroître décisivement l'angoisse du malade, un malade qui sait bien dans trois cas sur quatre qu'il est parvenu à peu près au terme de son existence, et qui d'ailleurs parle lui-même facilement, parfois depuis des années déjà, parfois en l'appelant de ses vœux, de sa propre mort. Certes une chose est d'en parler de façon malgré tout abstraite parce que lointaine, autre chose est de savoir que l'heure est venue et qu'il ne s'agit plus d'une hypothèse, d'une simple éventualité, mais d'une proche et inéluctable réalité.

Il est donc naturel que certains se rebiffent : ce sont ceux qui ne veulent pas savoir, qui repoussent de toutes les forces qui leur restent, une vérité qu'ils ne supportent pas. A ceux-là, répétons-le, il n'est pas question de dire ce qu'il en est, où ils en sont. Mais les autres, tous les autres, ceux qui interrogent et même s'ils le font pour être rassurés, ceux qui se taisent mais savent, ceux qui demandent à être prévenus et se doutent, tous ceux-là, a-t-on le droit de les empêcher d'être des hommes jusqu'au bout, a-t-on le devoir, vraiment, de leur mentir et de les tromper ?

En réalité le problème se pose en amont, avant la période terminale. Parce qu'il n'a pas averti le malade de la nature de l'affection dont il souffre, le médecin n'a pas à affronter, sauf dans un tout petit nombre de cas, la question de la « vérité des derniers instants ».

« *Il nous faut accepter la mort,* dit le professeur Jean Lhermitte, le grand spécialiste français de la sclérose en plaques, qui sait bien de quoi il parle. *Tout homme a le droit de mourir en paix et à son heure. Le respect de la vie passe d'abord par le respect de la mort* » (dans le livre de François Sarda, déjà cité). On pense à ces graffitti de mai 68, sur un mur proche de l'Odéon : « *Dieu est mort. Signé : Nietzsche* », avait écrit un philosophe de l'absolu, sans doute dans un bel élan révolutionnaire. D'une autre main, quelques jours plus tard, surgit juste au-dessous la réplique : « *Nietzsche est mort. Signé : Dieu.* »

***

Un médecin suisse, mariée et fixée aux États-Unis, le

Dr Elisabeth Kübler-Ross, a longuement étudié dans divers hôpitaux américains les réactions de ceux qui allaient mourir et qui, puisque aux États-Unis on dit la vérité, le savaient. C'est elle qui a établi au terme de ses recherches la liste des six phases, des six étapes par lesquelles passe le mourant, que l'on a pu lire au chapitre précédent.

Ces six phases, comment peuvent-elles être vécues en France par des malades auxquels on refuse la vérité ? La première, celle du refus, du « ce n'est pas vrai, ce n'est pas possible ! » se présente quand même, du moins dans la plupart des cas. Pourquoi donc, si en principe le malade ne sait pas ? Simplement parce qu'il sent bien ce qu'il en est même si on lui ment et qu'en pratique il sait, même s'il repousse l'idée de sa mort. Pour le second stade, celui de la révolte, du « pourquoi moi ? », c'est la même chose et la peur, l'angoisse sont d'autant plus cruelles que l'on sait sans vraiment savoir, sans être tout à fait sûr, puisqu'on refuse de répondre, de parler autrement que pour ne rien dire.

Il n'y a donc pas de « marchandage », la troisième étape, ou du moins en principe. Dans la pratique, les médecins savent bien que le soin minutieux avec lequel certains malades suivent leurs prescriptions, la résignation dont ils font preuve chaque fois qu'un nouvel examen leur est ordonné, un nouveau traitement prescrit, une nouvelle opération imposée, expriment cette volonté de ne laisser passer aucune chance, de faire tout son possible pour surmonter le mal. Il y a bel et bien marchandage, à ceci près qu'il demeure implicite, occulté par le brouillard du secret. Au lieu d'être une négociation menée en pleine clarté, en pleine connaissance de cause, le malade est condamné à un marchandage avec lui-même. Croit-on qu'il souffre et se tourmente moins que s'il pouvait parler, si on lui avait parlé ?

Le chagrin, presque le désespoir, quatrième étape : là encore c'est inévitable, et là encore la seule différence est que le mur de silence et de mensonge laisse le malheureux seul avec son désespoir. Qu'il s'en débrouille et le surmonte s'il peut, mais surtout pas un mot, ce n'est pas mon affaire, c'est la sienne.

Aussi l'agressivité, l'irritation, la fureur même contre le

médecin qui ne sait pas vous guérir et qui sans doute s'est trompé, contre les infirmières qui affectent de croire que tout ne va pas si mal alors qu'au fond de soi-même on sait bien que tout est perdu, contre les proches prisonniers du mensonge qu'on leur a imposé, sont-elles d'autant plus virulentes et destructrices. « Il est mort de colère », entend-on dire parfois. A l'heure où il serait bien nécessaire de préparer le malade à faire le grand saut, de lui permettre de se dissocier de la vie, on l'enfonce au contraire dans l'illusion, on ne lui laisse d'autre issue que de maudire ses juges qui refusent obstinément de lui faire justice.

Il n'y aura donc que très rarement cette acceptation sereine, explicite, miraculeuse presque, qui fait désirer la mort qu'on refusait de voir. On vous arrachera la vie, voilà tout. Les dégâts que provoque le refus de la vérité ne sont-ils pas infiniment plus graves, plus irréparables, que ceux que causerait peut-être la franchise ?

Évidemment, il faut aussi, pour parler à un malade, du temps et du cœur. La psychologie n'est pas en cause et toutes les leçons que l'on pourra donner à cet égard aux étudiants en médecine et aux jeunes médecins n'ont évidemment qu'un intérêt très relatif. On l'a dit : l'un saura parfaitement comment s'exprimer et ce qu'il doit faire sans l'avoir jamais appris. A l'autre on serinera en vain des conseils qu'il ne comprendra même pas et qu'il sera tout à fait incapable de mettre en pratique. Car le premier a l'intelligence du cœur tandis que le second, qui peut être un parfait technicien, n'est qu'une bûche, au pire une brute.

Reste le temps. Celui du médecin est compté, c'est vrai. Et, premier responsable de la santé du malade, il peut ressentir plus fortement que tout autre l'échec que constitue sa mort, en venir à se décourager et à accepter peu à peu, en se raidissant, la fatalité sans lutter comme il le doit, jusqu'au bout et du mieux qu'il peut. L'équipe soignante est souvent insuffisante en nombre, harcelée, et ses membres de ce fait sont plus enclins peut-être à donner la priorité à celui qui lutte avec des chances de gagner qu'à celui pour lequel il n'y a plus rien à faire et qui va mourir. Cependant on nous assure que, pour les infirmières, les aides-soignantes, voire les filles de salle pourtant si peu associées à l'action médicale, la mort d'un malade est toujours une tristesse et parfois, pour certaines d'entre elles, un véritable drame.

Aussi certains médecins, et notamment le Dr Raimbault, proposent-ils d'encourager les soignants à se préoccuper non seulement du corps, mais de l'état d'esprit de celui qui va mourir. Ils pourraient ainsi, argumentent-ils, acquérir peu à peu une meilleure expérience, doubler en quelque sorte leur compétence professionnelle sur les données physiques, matérielles, de la maladie d'un savoir-faire d'ordre psychologique et moral, en d'autres termes devenir plus habiles pour aider les malades condamnés à assumer leur mort. Chacune de ces morts, soutiennent-ils encore, ne serait plus un échec, mais une étape vers une meilleure connaissance, une meilleure pratique de ces moments cruciaux, un enrichissement et non plus un appauvrissement.

Suggestion séduisante à première vue, mais qu'en est-il réellement ? L'attitude, les réactions d'un malade peuvent-elles servir à mieux en comprendre un autre ? L'expérience du malheur aide-t-elle à faire face à un malheur ultérieur ? Devant la mort, certains, et d'emblée, se conduisent bien, aidés par l'expérience et l'acquis de leur vie tout entière. Qu'y ajouterait l'expérience des autres ? D'autres s'effondrent ou se détournent d'instinct : croit-on qu'il suffit de les contraindre à regarder dix fois, vingt fois, la mort en face pour changer leur caractère ?

Pour l'heure, tout repose entre les mains du médecin qui considère que le maniement — la manipulation pourrait-on dire — du mourant ne relève que de son autorité et de sa science. C'est ce que confirmait le professeur Jean Bernard, déclarant en septembre 1974 lors d'un colloque à la Sorbonne : « *C'est sur le médecin seul que repose la décision, ce qui exige qu'il soit extrêmement instruit de ces problèmes, qu'il ait un profond respect de la vie et un grand amour du prochain.* » Or ils ne sont pas tous, il s'en faut, « extrêmement instruits » du problème de la mort, c'est une évidence. Le respect de la vie devient dès lors le rideau de fumée qui dissimule cette ignorance ou cette incapacité. L'amour du prochain se nomme charité et il n'est pas demandé au médecin de pratiquer les vertus théologales, il lui est demandé de faire son métier. Comment celui qui ne se lève pas la nuit pour répondre à un appel angoissé pourra-t-il s'asseoir au chevet d'un mourant pour l'aider et l'apaiser ?

Non, ce n'est pas sur le médecin seul que peut reposer toute décision. On le voit bien d'ailleurs à ceci : quand le médecin décide de parler, il ne le fait pratiquement jamais par un mouvement personnel au terme d'une réflexion solitaire. Toujours, il a pris auparavant l'avis de l'équipe médicale. Au contraire celui qui a décidé de se taire, c'est-à-dire qui a décidé de ne pas décider, ne prend l'avis de personne.

Encore faut-il ici, une fois encore, distinguer entre la vérité du diagnostic et la vérité de l'issue. La vérité du diagnostic, si cruel qu'il soit, s'accompagne le plus souvent de réserves et de nuances dans le pronostic. La vérité de l'issue, c'est l'annonce de la mort prochaine. Comment le médecin, s'il lui revient en effet d'assumer la responsabilité de la première révélation, pourrait-il prendre seul la seconde de ces décisions ? Non seulement l'équipe médicale, mais les proches, ceux qui ont aimé et qui vont pleurer l'homme ou la femme qui est aux portes de la mort, doivent être consultés. Le pouvoir solitaire du détenteur unique et infaillible de la vérité, à charge pour lui d'en faire ce qu'il veut par un décret sans appel, c'est un leurre et c'est un abus de pouvoir. Même au criminel que la justice des hommes a condamné, on révèle, au dernier moment il est vrai, qu'il va mourir. Pourquoi ce droit élémentaire, le plus absolu qui puisse être, serait-il refusé à celui qui parvient au terme de son existence ? Non, la vérité n'est pas un jeu.

VI

LA MORT

Mourir

La définition de la mort a changé à travers les siècles. On en a donné une définition biologique (quand toutes les fonctions vitales s'arrêtent), théologique (le moment où l'âme quitte le corps), légale (quand un jugement vous a éliminé des registres). Il y a aussi la définition du fossoyeur (quand le corps repose en terre). Et puis la simple mort des hommes, celle qui fait qu'on a disparu à jamais de la mémoire de ceux qui vous aimaient. La seule immortalité, c'est de continuer à vivre dans la tête et le cœur d'un autre.

Aujourd'hui, on a mis au point une définition médicale : la mort survient à l'instant où la conscience perdue ne pourra plus renaître. Lorsque les plumes de l'électro-encéphalogramme ne tracent plus que des lignes droites. Perdus, les accidents électriques qui témoignaient de la vie de l'esprit.

A la famille de celui dont le cerveau est mort mais qui respire encore, que le médecin dit mort mais dont le cœur bat encore, que la loi va déclarer mort mais dont le sang circule encore, on sait mal expliquer que cette vie qu'on voit cependant n'est plus la sienne, que ce n'est plus celle d'un homme mais d'une plante. La famille voudrait tant pouvoir garder cette belle plante de dix-huit ans qui vient d'être renversée par une voiture. Et pourtant, c'est aussi le meilleur âge pour le don d'organes...

Comment peut-on à la fois s'extasier devant le sacrifice de parents d'enfants débiles qui maintiennent sur terre une petite bête baveuse et éternellement infantile, et refuser de comprendre les parents qui voudraient garder plus longtemps un végétal humain ? Et le soi-disant respect des corps ? Si l'on peut vraiment amputer un corps de son cœur, de ses reins, de son foie, un corps au cerveau déjà écrasé, alors à quoi bon les cimetières, à quoi bon garder le reste ? Quelques os et du muscle ! A quoi bon l'enterrer ? Pourquoi tous ces espaces verts perdus : un petit sachet de cendres suffirait. Que ceux qui n'ont jamais enterré des gens qu'ils aimaient jettent la pierre à ces malheureux parents qui veulent conserver intact le corps de l'enfant qu'ils ont mis au monde et qu'ils ont aimé.

On risque d'en venir à respecter la mort. La mort dans la divagation, dans les fossés de l'esprit : la mort-objet, la mort-parure (pompes funèbres), la mort-recherche (le suicide). Pourtant ce n'est pas parce que la mort définit la vie qu'elle est bonne. Elle est, tout simplement. Ni bonne, ni mauvaise. Inéluctable, comme toute fin. Ce qui termine une phrase n'est ni beau ni laid. La preuve, c'est le temps que mettait à poser le point celui qui essayait d'arrêter le temps passé en le retrouvant chaque jour : les phrases de Proust ne veulent jamais mourir. Tous les hommes vivent ce que vivent les roses, mais mieux vaut pour eux mourir au soir qu'au matin. Un homme qui se suicide fait toujours de la peine à ceux qu'il quitte. Se tuer, c'est peut-être une preuve de courage, mais le vrai courage n'est-il pas plutôt de surmonter la faiblesse ? L'arrivée de la cécité (Montherlant), de l'impuissance (Hemingway), du dépit (Pavese) n'ont pas conduit ces hommes au suicide par amour de la mort mais par respect de la vie, d'une vie dont ils n'admettaient pas qu'elle fût amoindrie. On dit : pour qu'il en soit arrivé là, pour qu'il se soit suicidé, il fallait qu'il en ait assez, que la vie le dégoûte. Dépression ou non, peu importe ! Le dégoût : je n'ai plus envie de goûter à ce monde, à ces femmes, à ces amis, à ce corps qui était le mien. Finies les sensations, finie la pensée, je retourne au végétal.

Le suicide est respecté, parfois embelli. Cette demi-défaite, puisqu'on finit toujours par en arriver là, devient une demi-victoire, puisqu'on a décidé soi-même. Malheureusement, on connaît peu de gens qui se soient suicidés en souriant.

Plus d'avenir

L'homme est le seul être vivant qui sache qu'il doit mourir, la seule créature capable d'assister à sa propre disparition. On admet que c'est habituellement vers l'âge de huit ans que son développement mental permet à l'enfant d'envisager l'idée abstraite de la mort, de sa propre « néantisation ». L'expérience est, pour certains d'entre eux, dévastatrice : troublés, anxieux, déprimés, ils s'inquiètent de leur propre disparition et de celle des gens qu'ils aiment. Aussi, tout naturellement pour ceux qui sont élevés religieusement, se tournent-ils à cet âge vers Dieu pour le prier, obtenir sa protection. Mais bientôt la plupart se reprennent. Les mécanismes mentaux avec lesquels nous nous adaptons à n'importe quelle expérience ou situation pénible entrent en jeu. L'idée de la mort est rejetée au-dessous du niveau de conscience où elle demeure cachée pour le reste de notre vie. Il peut arriver toutefois que cette idée de la mort réapparaisse à l'occasion de la disparition d'un proche, d'une maladie grave ou de quelque événement tragique. Un rêve aussi force parfois la porte, et la répétition de rêves de mort n'est pas rare dans l'enfance.

Les psychiatres pensent que les rêves aident l'enfant à se libérer, dans l'inconscient, de ses conflits, de ses terreurs, et à surmonter les crises. C'est ce que Freud appelait « le travail du rêve ». Les psychiatres ont aussi d'autres mots pour décrire les mécanismes variés par lesquels nous transigeons avec les pensées intolérables : suppression, refus, transposition, travestissement, escamotage, etc. Tous ces phénomènes font partie de notre faculté normale d'adaptation émotionnelle. Le système fonctionne assez bien pour la plupart des hommes qui, sans cela, vivraient dans la crainte constante de la mort et seraient probablement menés très vite au suicide. « *L'homme sage,* disait Spinoza, *ne pense à rien moins qu'à la mort, car toute sagesse est une sagesse de la vie et non une sagesse de la mort.* »

Au-delà de ses mécanismes mentaux naturels, l'homme a inventé divers moyens pour l'aider en face de la mort et faire qu'il en accepte la venue, l'idée : sacrifices aux dieux, potions magiques, rites de toutes sortes et, dans les religions plus élaborées, le grand réconfort d'une autre forme de vie après la mort, réincarnation, transformation, métempsychose, montée au ciel. Toutes les variations brodent sur un thème unique : la mort n'est pas une fin, mais un passage. Certains s'en satisfont et ainsi ressentent de façon moins aiguë, moins consciente, la crainte de mourir. Pour d'autres, les réponses ne sont pas satisfaisantes. Au XXe siècle, dans nos pays dits civilisés, la réponse émotionnelle à une maladie fatale comme le cancer est très variable : les uns font face et les autres sont littéralement foudroyés.

La mort, c'est ignoble. La mort d'un être jeune est particulièrement triste et lamentable, elle n'est pas, elle n'est jamais en soi admirable, même si on essaye de la spiritualiser et de la rendre supportable. Comment jamais oublier le sourire de Catherine qui mourait d'asphyxie dans son lit tout blanc, qui souffrait en avalant chaque gorgée d'air et de vie, et dont les grands yeux noirs avaient l'air de dire : *C'est difficile de vivre.* Difficile de vivre à vingt ans !

Prévenir, aider.

Ce n'est pas parce que la mort est au bout du chemin qu'il faut s'incliner, la saluer, l'embrasser. Salue-t-on un grillage autour d'un jardin, un poste frontière, une limite, un gouffre ? Pourquoi ne pas saluer alors les quatre planches du bout de la route ? Il y en a qui les saluent : promenez-vous près des cimetières, vous verrez le visage réjoui des marchands de sépultures. Ces quatre planches, il arrive même qu'on les honore, que d'acajou on les fabrique et que d'or on les agrémente.

Bigeard a démenti avoir dit un jour : « *Un mort est un con.* » C'est dommage. La phrase qui m'a paru la plus bête sur l'instant et la plus perspicace ensuite était adressée à un soldat qui se portait volontaire une fois de trop : « *Si tu veux, mais je te défends de te faire tuer !* » Quand on meurt, on a tort. Tout malade qui meurt est un échec de la médecine : ou bien il y a faute médicale, technique ou professionnelle, ou bien il y a faute de savoir.

Il faut aimer l'ignorance de l'avenir et dans une certaine mesure sa virginité. Le drame du cancer, dans 65 % des cas, c'est que les gens n'ont plus d'avenir. Peut-on enlever l'avenir de quelqu'un ?

Il y a ceux qui vous disent : « *Qu'on me prévienne si je n'en ai plus que pour six mois ou pour un an.* » Ces six mois, cette année qui restent, ce n'est plus de l'avenir, c'est un présent un peu étalé, c'est déjà la mort. La vie, c'est bête de dire que c'est l'absence de mort ; mais la vie, c'est la mort au loin, c'est la mort effacée, c'est la mort oubliée, c'est la mort au secret. Ce n'est pas la mort niée.

Elle est le ciment qui scelle la pierre de notre existence. Lorsque le jour se lève et que le soleil monte sur l'horizon, il se lève pour toujours, même si ce toujours ne dure que la moitié de vingt-quatre heures. Les serments d'amour sont toujours vrais. « Je t'aimerai toujours », c'est vrai, parce que cet instant privilégié où je fais ce serment est à jamais ineffaçable.

Il faut se défier des gens qui aiment le malheur et qui croient qu'il grandit. Le malheur n'est pas grand, la tristesse n'est pas noble et la mort n'est pas belle. Le malheur, c'est la pourriture. La mort, c'est la pourriture. Et la tristesse, c'est un poison. Ceux qui aiment la mort aiment la merde. Mort à Dieu = merde à Dieu, disait Rimbaud... La mort semble naître depuis quelque temps. Cette « naissance » de la mort est en rapport avec la mort de Dieu. Notre époque est celle où on aura commis les plus grands massacres de l'histoire sans que personne se sente directement impliqué. Cette sorte d'insouciance à voir exterminer n'est-elle pas due à ce qu'on souhaite parfois voir se réaliser, la dédramatisation de la mort ? Les cérémonies, la mise en scène, les pleurs, les pleureuses même patentées, c'était le drame. Seule la représentation du drame, capable de nous le faire vivre, nous le rend supportable. Mais donner de l'être à ce qui n'en a pas, c'est savoir que nous ne pouvons pas voir le néant comme il est : on peut « regarder la mort en face », on le peut d'autant mieux qu'on ne verra rien.

Vivre avec la mort, bien sûr, puisqu'elle est en nous,

l'accepter et la refuser, la connaître et la nier : toute la grandeur de l'homme est dans ces contradictions, parcelle d'instantané et d'éternité. « *Chaque homme est éternel à sa place* », disait Goethe.

Aider les gens à mourir, qu'est-ce que ça veut dire ? Les aider à comprendre et à aimer ce qu'est la vie, leur vie passée, oui. On leur parle de la mort alors qu'il faut leur parler de « leur » mort, c'est-à-dire de ce qu'ils laissent, de ceux qu'ils abandonnent. Et au dernier moment, bien sûr, c'est plus difficile, on lâche la main. Le saut de la dernière haie est toujours fait tout seul : il s'en va et on ne l'accompagne pas. Cela est arrivé une fois : dans un camp de concentration, à Ravensbruck, des petites sœurs françaises ont accompagné jusqu'au bout, jusqu'à la mort par asphyxie dans la chambre à gaz, des femmes juives qu'elles essayaient de rassurer jusqu'à la fin. Une fois, une fois seulement...

Il faudrait, jugent certains, pouvoir dire à un malade : « *Assumez votre mort, nous allons vous aider.* » D'abord, comment aider ? Tout à coup, au moment de la mort, il faudrait que les gens deviennent « vrais » alors que tant d'entre eux ont vécu toute leur vie dans le mensonge et dans l'hypocrisie. Il faudrait qu'ils deviennent sereins alors que beaucoup ont vécu toute leur vie dans la peur et dans l'angoisse : peur du froid, peur de la faim, peur de la solitude, peur du lendemain. Ce ne serait possible que dans un monde où on aurait vécu autrement, où on aurait osé dire à sa femme qu'on la trompe, à ses enfants qu'on est un fainéant, à son mari qu'on ne l'aime pas, à ceux qu'on gouverne qu'on les méprise, à sa surveillante qu'on la déteste, à ses ouvriers qu'on les exploite, à son patron qu'on le hait, à ses assistants qu'on les utilise.

Jouer le jeu de la vérité alors qu'on ne l'a joué dans la vie que pour s'amuser, un ou deux soirs, entre amis. Le jouer juste au dernier moment, le jeu de la vérité de la mort alors qu'on n'a jamais su ni osé jouer le jeu de la vérité de la vie ? Un jour, plus tard, beaucoup plus tard, lorsque l'humanité aura atteint sa majorité et que les sociétés seront sorties de cet état qu'on est bien obligé d'appeler de soumission, alors, peut-être... Mais ce jour-là, ce jour lointain, le cancer sera sans doute guéri ! En attendant, que faire ? En attendant agir au mieux, ou plus exactement agir au moins mal.

L'avortement

Et sur cette terre où rien n'est parfait, le mieux est d'empêcher l'ignoble.

L'euthanasie, c'est moche. Mais l'interdiction de l'euthanasie, le maintien en vie à tout prix du moribond qui souffre sans aucun espoir, c'est ignoble. Un avortement, c'est moche. Mais l'interdiction de l'avortement, c'est ignoble. Les médecins qui étaient ou qui sont contre la légalisation de l'avortement, c'est-à-dire contre le contrôle médical d'un acte qui, de toute manière était effectué, se conduisent comme des moralistes, ce que ne doit pas être un médecin. Le rôle moralisateur appartient peut-être au maître à penser, au directeur de conscience, au prêtre, jamais au médecin. Le médecin doit se contenter de traiter les corps, et les psychiatres ou médecins de l'esprit font erreur quand ils soignent autre chose que le corps, dont l'esprit fait partie.

Pourquoi refuser de rembourser pour des « raisons morales » l'acte thérapeutique qui aboutit à une interruption de grossesse alors qu'on rembourse avec raison tous les soins nécessités par les cirrhoses alcooliques ? Pourquoi la fille qui a oublié un soir d'avaler sa pilule n'aurait-elle pas droit aux mêmes égards que l'ivrogne qui a recommencé à boire ?

Qui dira l'obscénité sociale de ces contempteurs de l'avortement dont les filles allaient clandestinement demander à des médecins opérant en secret de les aider à continuer à vivre malgré une grossesse indésirée ? Prêcheurs de la morale, défenseurs de la « vie », à force de le rabâcher du matin au soir, vous avez failli faire perdre tout sens à ce mot. Au simple rappel de la vie, on aurait dû voir se lever des légions, on a vu gesticuler quelques orateurs. On aurait dû voir marcher un peuple, on a vu s'asseoir des décorations. Donneurs de leçons, qui savent bien qu'à l'abri de leur dignité, ils ont tous quelque chose à se reprocher ! Respectueux du drapeau, qui envoient les jeunes à la guerre sans y partir eux-mêmes. Respectueux de la vie à tout prix, dressés contre l'euthanasie, qui n'ont pas eu un mot pour les brûlés du napalm, pas un geste pour les enfants affamés d'Afrique. Délivrez-nous des moralistes, des donneurs de leçons, les uns si respectueux du serment d'Hippocrate en public et de leur portefeuille en privé, les autres si charitables apparemment et si étroits de cœur en vérité, qui cachent derrière de grandes phrases ronflantes, de sonores déclarations de principe, des protestations bruyantes dont ils savent parfaitement la vanité et le caractère mensonger.

Les greffes de cœur

L'un des autres débats qui ont pour centre la mort, est celui des transplantations cardiaques. Elles posent des problèmes de tous ordres, évidemment considérables. Mais on veut ignorer qu'elles posent aussi, par-delà les questions techniques et les controverses de principe, des problèmes affectifs : il y a une relation étrange, quasi sentimentale, entre le malade et le chirurgien qui lui a greffé un cœur. L'un des greffés du cœur français, un religieux, avait été aimé et admiré par tous ceux qui l'ont approché et sa mort a été pour beaucoup dans l'arrêt des greffes par la meilleure équipe française de cette spécialité.

Et pourtant on peut dire que cet homme a profité du supplément de vie qui lui a été ainsi donné. Certes, il a traversé des moments de découragement, mais ni plus ni moins que les cancéreux auxquels on dit que leur maladie est mortelle. Il y a eu davantage de moments où il était gai, où il plaisantait, où il pouvait lire et relire saint Augustin, son auteur préféré, où il était enchanté de pouvoir voter, d'aller en Espagne dire leurs quatre vérités aux jésuites... Il a bel et bien eu un supplément de vie, puisque les malades qui avaient été choisis dans le même hôpital pour être greffés après lui et qui ne l'ont pas été sont tous morts dans les trois mois. Oui, tout compte fait, pour lui, cela a valu la peine.

Quand on a affaire à un cardiaque qui est un mort en sursis, qui est condamné, cela vaut la peine. Même si c'est une loterie :

ainsi Emmanuel Vitria, le greffé de Marseille, l'un des deux plus anciens transplantés du monde, pourquoi a-t-il eu un tel supplément de vie alors que tel autre greffé était mort depuis longtemps ? Il faut donc comprendre le chirurgien qui a dit : « *Je ne peux pas continuer à opérer des malades qui vont devenir des morts en sursis parce qu'il faudra ensuite les faire vivre constamment sous contrôle, leur donner chaque jour des médicaments compliqués et éprouvants, guetter le moindre signe de rejet pour les remettre sous cortisone... Tant qu'on ne trouve pas mieux, j'arrête.* »

Parmi les problèmes que posent les greffes du cœur, l'un des plus difficiles est naturellement celui du moment où on peut prélever l'organe sur le donneur. Pour prélever un cœur, il faut qu'il fonctionne. En Grande-Bretagne, on n'a pas le droit de prélever un organe quel qu'il soit à une personne qui, selon l'ancienne définition médicale, est encore vivante, c'est-à-dire dont le cœur bat. C'est pourquoi il n'y a pas eu de greffes du cœur dans ce pays.

En France, les choses se sont passées correctement puisque non seulement on ne s'en est pas tenu à un seul électro-encéphalogramme plat et qu'on en a fait plusieurs alors que certains pensent qu'un seul suffit, mais aussi parce qu'on n'a utilisé comme donneurs que des sujets pour lesquels on avait une preuve mécanique de la destruction cérébrale. Avec la preuve électrique, on pouvait encore s'interroger ; mais quand un accidenté de la route a le crâne fracassé, aucun doute n'est plus possible.

L'un des derniers donneurs était une jeune fille de dix-huit ans qui était enceinte et avait des évanouissements. Elle est tombée dans la rue et s'est fracassé la tête sur le bord d'un trottoir. Les chirurgiens de la Salpêtrière ont tout fait, pendant dix-huit heures, pour la ranimer et tenter de l'opérer. C'était impossible. Elle avait des lésions cérébrales irréversibles, parfaitement visibles. Elle était réellement morte.

L'euthanasie

Que dire, au milieu de tout cela, du travail du médecin ? Comme le paysan qui traite sa terre, le vigneron qui taille ses ceps, l'instituteur qui instruit ses élèves, le médecin qui soigne son malade doit tout faire pour que sa vie dure un peu plus longtemps, et que les jours qui lui restent à vivre aient le moins mauvais goût possible, même s'il s'agit de malades condamnés. Le médecin a le droit d'être agnostique ou croyant, comme chacun ; mais devant son malade, il n'a pas le droit d'être autre chose qu'un médecin, un homme qui soigne. Il ne doit pas être un donneur de leçons, un auteur de programmes, un penseur de l'au-delà, un rêveur des temps futurs. Le meilleur médecin du monde, c'est celui qui est d'abord médecin.

En face de la mort, on est toujours seul. En face de la mort d'un malade, on est deux à être seul. Il faut décider. Le médecin est amené à faire un choix. En conscience.

L'un attend. Par peur du gendarme (c'est la conscience créée par les religions). Par crainte de payer plus tard un acte interdit (le sacrifice à la gueuse). Ou encore par refus de s'engager (après tout ça ne me regarde pas). Peur, lâcheté, hypocrisie.

L'autre agit. Je ne sais pas s'il faut le faire ou s'il ne faut pas le faire, mais je le fais non pas parce que c'est bien (cela ne peut pas être bien de donner la mort), mais parce que je serais un salaud si je ne le faisais pas. Alors, quelquefois, au bout du compte, au bout de ce compte silencieux à deux, je finis par le faire. Mes raisons sont le ressort, quoi qu'on dise, de bien d'autres actions humaines : se porter volontaire dans un commando, c'est souvent beaucoup moins une bravade que le désir de ne pas laisser tomber les copains.

La loi l'interdit. Voilà le grand mot lâché. La loi ! Il y a une loi pour traverser dans les clous. Une loi pour ne pas franchir la ligne jaune. Une loi pour arrêter la musique après dix heures du soir. Une loi qui impose l'uniforme à 21 ans. Une loi pour être censé ne pas l'ignorer. Une loi pour marcher au son du clairon. Une loi pour envoyer tuer son prochain...

Ce qu'on a coutume de nommer « l'euthanasie » puisqu'il faut l'appeler par son nom à l'horrible sonorité, n'est pas ce geste actif et libérateur qui consiste à donner la mort. C'est au contraire un affreux geste passif qui consiste à arrêter la vie dans une pauvre chose humaine détériorée. C'est : « *Arrêtez-moi, docteur, je n'en peux plus !* » La vie, ce ne sont pas les quelques mètres carrés de cette chambre, le confinement permanent au lit où tout arrive par des tuyaux. La vie c'est le grand large : ce n'est pas cet étang encombré d'appareils, de flacons, de potions, cet air, comme vous dites, conditionné. « *Non, docteur, je préfère m'arrêter, tout est bien. Ça suffit.* » Ne retenez pas les volets qui se ferment. Abaissons les persiennes. Et si certains médicaments chimiques nés dans le cerveau des hommes peuvent jouer le rôle de persiennes qu'on tirera lentement, endormeurs de la vigilance, pourquoi ne pas les utiliser ?

Dans ce *no man's land,* cet entre-temps qui semble séparer la vie de la mort et où tout le monde a raison et tout le monde tort, comme dans le *no man's land* entre deux territoires ennemis où personne n'est chez soi mais où tout le monde cependant considère qu'il est là de plein droit, tout dépend de la volonté de chacun.

Qui peut décider ? Certainement pas un juriste, car si nous laissons les juges s'emparer des derniers moments, nous verrons vite venir l'ère des grands juges, puis des grands nettoyeurs. Les juges ont déjà les yeux sur tous les instants de notre vie, que les derniers au moins leur échappent ! Ce sera d'abord : « *Sa vie vaut-elle la peine d'être vécue ?* » Comme si toute vie ne valait pas, non seulement la peine, mais la joie d'être vécue. Puis : « *A quoi bon prolonger cette vie inutile, factice, gênante même, qui bloque une pièce de la maison ?* » Enfin on en viendra à : « *Sa vie vaut-elle le droit d'être vécue ?* » La notion de valeur de la vie d'autrui mène directement aux chambres à gaz en commençant par les infirmes et les débiles sans oublier les intellectuels dissidents. Il serait peut-être temps de décider une fois pour toutes que la mort ne fait plus partie du droit et qu'aucun tribunal, aucune cour d'assises ou de justice ne peut en disposer.

Le vrai scandale, c'est de laisser souffrir. Trop souvent encore, certains médecins et certaines infirmières se considèrent comme comptables des quantités d'antalgiques qu'il faut donner au malade, comme s'ils étaient comptables de ses souffrances.

Ils soutiennent souvent qu'en donnant des doses massives, on drogue le malade, qu'il aura tendance dès qu'il souffrira de nouveau à réclamer le médicament qui l'apaise et qu'on créera ainsi une accoutumance qui fera de lui, s'il surmonte la crise et guérit, un drogué. C'est faux. On l'a constaté à maintes reprises : les malades peuvent supporter des quantités considérables de calmants et, les souffrances disparues, s'en dispenser très bien. Tout se passe, même pour des malades auxquels on injecte cinq, six, huit ampoules de morphine par jour, comme si la douleur consommait le produit.

Ce goût de la souffrance a des racines lointaines et ses origines sont d'ordre religieux. On a soutenu longtemps que la femme devait accoucher dans la douleur. La souffrance, selon saint Thomas je crois, était un don de Dieu qui rappelait ainsi aux hommes leur fragilité. Elle était rédemptrice, salvatrice, ennoblissante. Or la pire des maladies, le cancer, évolue très souvent en l'absence de toute souffrance : cela ruine l'argument. Quant à l'accouchement sans douleur, qui a été longtemps l'objet de tant de sarcasmes et d'oppositions aveugles, il est aujourd'hui couramment pratiqué par des moyens chimiques ou des méthodes psycho-prophylactiques.

Or vous continuez à entendre des médecins dire : « *Les hommes et les femmes ne savent plus souffrir.* » Certains partisans de l'antimédecine assurent : « *Les anesthésiques, en évitant la souffrance, réduisent la résistance nerveuse.* » C'est absurde. Le fameux « *Rien ne nous rend si grand qu'une grande douleur* » du poète est stupide. Il suffit d'une rage de dent pour voir à quel point la souffrance est inutile, insupportable, destructrice. On ne connaît aucune maladie où la souffrance revête la moindre utilité. Sans compter qu'on peut mourir de douleur : la souffrance provoquée par l'infarctus, et que l'on calme avec de la morphine parce qu'on sait qu'elle est intolérable, peut tuer le malade.

Il va de soi que la vie sociale du malade qui reçoit des doses importantes de calmants ou d'analgésiques doit être contrôlée, qu'il est difficile par exemple d'admettre qu'il continue à porter de grandes responsabilités. Pourtant il y a au moins un cas, relativement récent, où on n'a pas hésité à donner à un très grand personnage de France des doses massives d'un médicament — la cortisone — qui entraîne des troubles psychiques parfois graves, engendrant tantôt l'agressivité, l'irritabilité, tantôt l'euphorie. Il aurait fallu avoir le courage de demander à un personnage de cette importance de renoncer à ses fonctions. Encore une conséquence de l'attitude qui consiste à ne pas dire la vérité au malade ! On aurait évité que le malheureux termine ses jours dans une sorte de brume.

La souffrance, c'est affreux et c'est inutile. L'euthanasie est parente du suicide. Les morts de l'euthanasie sont les suicidés des autres. Il faut être logique : si l'on excuse, admet ou comprend le suicide, on doit défendre l'euthanasie qui est le suicide par personne interposée. Car on ne suppose pas, bien sûr, qu'on enlève à quelqu'un sa vie malgré lui : il s'agirait alors de meurtre thérapeutique...

On peut faire beaucoup pour aider un malade mourant, il faut avoir le courage de le dire. Le recours à des drogues interdites peut insensibiliser ce malheureux corps que le médecin a été incapable de guérir. L'un des meilleurs cocktails consiste à associer la cocaïne, l'alcool et l'héroïne en quantités variables, parfois assez importantes, quatre à cinq fois par jour. L'héroïne possède divers avantages sur les autres calmants. Tout en atténuant la douleur, elle a des effets euphorisants et n'entraîne pas les conséquences secondaires et redoutables de la morphine : nausées, perte de l'appétit et du sommeil. On ne peut malheureusement en obtenir aisément ni en France ni aux États-Unis. Dans des cas assez rares, elle est utilisée en Grande-Bretagne. Aux États-Unis, il arrive qu'on recoure au L.S.D. pour ses qualités hallucinatoires : la douleur disparaît presque, l'humeur du malade s'améliore. Pendant qu'il « voyage », le malade est évidemment sous la surveillance constante d'un médecin et d'une infirmière.

A tous ceux qui peuvent trouver déplorable, voire méprisable, le recours à ces drogues interdites, à ceux qui jugent horribles et condamnables ces méthodes chimiques utilisées pour modifier la personnalité, il est demandé d'essayer de se mettre à la place d'un être qui va mourir : aucune justification morale n'est nécessaire pour apaiser les souffrances de quelqu'un qui ne peut plus rien faire sur cette terre et va, dans un instant, la quitter à jamais.

Il est un hôpital américain où, dans des cas de ce genre, le médecin place à portée de la main du malade un petit tube contenant des pilules antalgiques et somnifères et lui explique : « *Vous en prenez deux toutes les trois heures. Cela apaisera vos souffrances et vous dormirez trois heures. Si vous en prenez six, vous dormirez huit ou dix heures. Je vous en laisse douze. Mais je vous préviens : si vous prenez les douze d'un coup, vous ne vous réveillerez pas.* » Il arrive parfois que le malade prenne les douze pilules d'un coup.

La fin par asphyxie des malades atteints de cancer des poumons ou de métastases pulmonaires, et qui n'ont pas la « chance » de mourir d'autre chose, est horrible. Ces malades luttent pour respirer et demeurent conscients jusqu'à la fin. On peut essayer n'importe quoi, l'oxygène, les diurétiques, il n'y a pas une seule ressource dans tout l'arsenal médical qui soit efficace, rien qui soit utile, rien d'autre à faire que d'attendre la mort. A-t-on le devoir de les calmer ou non ? Devant leurs efforts désespérés, leur quête de noyés à l'air libre dont chaque inspiration sonne dans vos oreilles comme le glas d'une cloche, devant leur regard implorant : « *Un peu plus d'air, docteur, aidez-moi, monsieur le bourreau* », que faire ?

Pour tout médecin, il n'y a que trois attitudes possibles : quitter la chambre en se lavant les mains à la manière de Ponce-Pilate ; assister passivement au spectacle tel un voyeur sadique ; ou essayer d'aider, au risque d'apparaître comme un meurtrier.

Pourquoi n'aurait-on pas pour la souffrance humaine autant d'émotion que pour la souffrance animale ? Le malade est ici en droit de dire au médecin : « *Si tu n'es pas un assassin, tue-moi.* »

Quelle attitude ?

Il ne faut pas oublier que nombre de médecins ont été influencés par les sentiments de la société à l'égard du cancer bien avant de commencer leurs études médicales. Et pendant leurs études, pendant leur internat, au cours de l'exercice de leur profession, ces sentiments négatifs ont été souvent renforcés par leurs maîtres plus âgés, qui n'ont pas d'autre concept que celui d'un traitement palliatif, pour lesquels les tentatives thérapeutiques modernes, les traitements agressifs sont injustifiés, puisque deux fois sur trois le malade mourra de toute manière : état-major de médecins qui considèrent le cancer comme une cause perdue.

Médecins qui soignez la grippe, l'indigestion, les migraines, les affections pulmonaires saisonnières qui de toute façon auraient guéri presque toutes seules, vous qui volez au secours de la victoire, n'en veuillez pas à ces misérables cancérologues, pauvres « spécialistes » comme on dit. Et si, dans un monde médical où il est impossible de tout connaître, être spécialiste c'était tout simplement faire preuve de modestie ? Et si seules les causes perdues valaient qu'on les défende ? La valeur de l'homme est de savoir dire « non » au destin, c'est-à-dire à l'esclavage : Spartacus a gagné après des siècles, et les pêcheurs bretons de 1940 ont fini par libérer le pays perdu. Non à l'esclavage de la maladie. L'homme libre est celui qui sait dire non : non à ce qui est ou ce qui a été (le physicien), non aux hommes habitués (le révolutionnaire), non aux mots usés (le poète), non aux pensées admises (le philosophe) ; non à la loi du plus grand nombre si c'est celle de l'imbécillité.

En face du cancer et de la mort, pessimisme ou optimisme ? Le pessimiste accuse la vie parce qu'elle est cruelle, parce qu'elle enchaîne l'amour et la mort, parce qu'elle tisse sans cesse pour l'homme les pièges de la maladie et du malheur. L'optimiste exalte la vie, la trouve d'autant plus belle qu'il pose un écran sur ses laideurs et ses tristesses, finissant par dire oui à tout parce qu'il accepte tout sans rien vouloir changer. Et puis il y a celui qui sait que tout va mal et risque d'aller encore plus mal, mais qui a le courage de regarder en face la terre et ses misères. Il ne dit pas « non » comme le premier, « oui » comme le second, il finit par dire « oui malgré tout » au monde, à la terre, à la vie, au sort de l'homme. Le premier est un faible, le deuxième un aveugle, lui est un désillusionné : sans illusions mais non sans force.

La vie

Vivre. L'immortalité, ce n'est qu'un mot qui ne veut strictement rien dire puisque la définition de la vie n'est précisément donnée que par la mort. La vie, qui est en même temps la mortalité, n'est pas le contraire de la mort. Une vie sans mort, une vie qui n'arrêterait pas, ce ne serait plus la vie. On ne vivrait pas. On serait, et en même temps on ne serait pas, puisqu'on ne disparaîtrait pas. C'est leur fragilité et leur caractère périssable qui donnent, aux choses et aux hommes, leur valeur. La vie et la mort sont comme des sœurs jumelles adossées l'une à l'autre. Elles font partie du même cycle mystérieux. La vie, c'est le mouvement : tant que quelque chose bouge, elle vit ! L'immobilité, c'est la mort. L'immobilité n'existe pas. Essayer de penser l'être, c'est essayer de penser l'immobilité, et c'est impossible, on n'est soi-même jamais immobile.

Être, c'est remuer si peu que ce soit. Et la pensée de l'être essaye de le concevoir arrêté. C'est bien la difficulté puisque toute pensée ne peut soudain s'arrêter et s'arrêter totalement. D'où sans doute l'effort des yogi, des bouddhistes, la contemplation et toutes les prières, tous les rites qui visent à immobiliser le corps, à genoux, allongé, les mains jointes. L'esprit n'en continue pas moins, dans ces moments, à vivre parce que dans le corps, à quelques exceptions près, toutes les cellules continuent elles aussi à vivre, c'est-à-dire à bouger.

La vie du monde, c'est le mouvement des planètes, des soleils, des étoiles, des galaxies. Tout bouge. C'est le mouvement qui fait naître le temps. Le mouvement des cellules, c'est la vie. Le mouvement de la matière, c'est le temps. Rien ne s'arrête jamais. La vie n'arrête jamais puisque le mouvement n'arrête jamais. Même dans la matière, les électrons tournent.

La perception du temps étant liée au mouvement, le mouvement étant intégré à la matière, celle-ci n'ayant ni commencement ni fin, le temps est infini : il n'a jamais commencé. S'il y avait eu un commencement, il aurait fallu que le premier mouvement naisse de lui-même, ce que certains athées, réinventant Dieu sous un autre nom, appellent le grand « bang » initial. Mais qui lui aurait donné naissance ? Lui-même. Il se serait donné naissance à lui-même, il serait soudain passé de l'immobilité absolue au mouvement, du « non-temps » au « temps ». Par quel déclic ? Le grand déclic du mouvement et de la vie.

« *Je suis celui qui suis* » demeure la meilleure définition de ce que les hommes, pour se consoler de l'inconsolable, ont pendant des siècles appelé « Dieu ». L'immobilité qui cesse. Le mouvement qui commence. Tout l'effort de la pensée humaine a essayé de prouver son existence. « *Je doute, donc je suis* » : c'est un essai d'arrêt sur soi-même. J'ai conscience d'être. Mais la pierre « est » autant, et l'arbre, et le sable ; la différence, c'est que l'homme a conscience d'être, et à ce moment où il essaye d'arrêter, il a déjà avancé un peu.

Quel que soit le phénomène chimique qui s'est produit sur Mars ou sur une autre planète, le seul fait qu'il ait pu être enregistré, prouve qu'il y a eu changement, donc début de vie. Notre planétomorphisme nous fait essayer de retrouver des ressemblances entre notre vie et leur mouvement ; mais en réalité, s'il y a eu mouvement à la surface, il y a de fortes chances pour que ce mouvement s'ordonne un jour pour donner naissance à une vie. Le monde n'a jamais débuté et il ne finira jamais.

Le monde n'a pas de sens et il n'a pas de but puisque tout sens est en lui et que s'il y avait un sens en dehors de lui, c'est que Dieu existerait et laisserait alors une antithèse en dehors du monde. C'est le monde qui est divin car il renferme en lui toutes les oppositions : la lumière et la nuit, le bien et le mal, la vie et la mort ; et le temps, ce rythme errant qui nous emporte, comme il emporte tout ce qui est, sans jamais un millième de seconde d'arrêt. Le présent n'existe pas, toujours placé entre le « jamais plus » et le « pas encore ». C'est ce temps qui semble « se figer » pour le malade qui est sur le point de mourir et qui entraîne parfois, racontent les survivants d'un drame, ce passage en accéléré, comme au cinéma, d'une foule de souvenirs, d'images de toute une vie prête à s'arrêter : « *Je vais quitter cette demeure, la demeure du temps.* » Mais la grande consolation, si vous en souhaitez une, vous l'avez par le seul fait que vous vivez, que vous vivez encore, et que vous êtes encore un peu...

La vie existe-t-elle sur une autre planète, sur Mars, Saturne ou ailleurs, dans un autre univers, loin dans l'espace, loin dans le temps ? Pourquoi pas ? Les conditions qui ont donné naissance à la vie sur la terre et qui, après les siècles des siècles, ont fini par vous donner naissance, ces conditions ou d'autres encore impensées vont sans doute se reproduire, puisque l'univers est infini et que la combinaison de toutes les forces qui le composent va forcément risquer un jour de rendre la même suite, « la vie », et même « la même vie ».

Vous ne mourez pas puisque vous appartenez au monde et que tout recommence, un jour lointain, identique, dans un temps qui se compte en milliards, dans les siècles des siècles. Vous ne mourez pas, puisque vous n'êtes pas né. Endormez-vous, vous recommencerez la même chose. « *Le temps du monde,* disait Héraclite, *le temps du monde est un enfant en train de jouer, de pousser les pions ici et là, c'est le royaume de l'enfant.* »

Tuer par amour

Celui qui cy maintenant dort
fit plus de pitié que d'envie
et souffrit mille fois la mort
avant que de perdre la vie.

Passant, ne fais ici de bruict
prends garde qu'aucun son ne l'éveille
car voici la première nuict
que le pauvre Scarron sommeille.

L'épitaphe que Scarron avait pour lui-même rédigée, qui oserait de nos jours l'écrire pour soi ? Une fois pour toutes, il est admis qu'on ne parle de la mort qu'en baissant la voix, comme d'une chose honteuse, suspecte, sale. Rire de la mort, rire de sa propre mort, quelle indécence ! Il en va d'elle aujourd'hui comme hier de la sexualité qui, elle aussi, était inconvenante, honteuse et donc niée ou seulement abordée par périphrases, à mots couverts. On en parle beaucoup, énormément même, mais la gêne n'est pas encore, il s'en faut, dissipée. Et il n'y a qu'une façon d'en parler : gravement, solennellement, en pontifiant.

Si d'aucuns jugent que nous sommes en train de trop démythifier le sexe, nul besoin de s'insurger de la même façon contre ceux qui s'efforcent de démythifier la mort : la pudeur est encore de règle et si les sexologues font sourire, les thanatologues font frémir. Il y aurait d'ailleurs beaucoup à dire sur tous les spécialistes en *vogue* de notre époque ! Pour s'assurer un domaine, chacun découpe une mince tranche de la réalité et, à partir de là, dissèque tout, explique tout, tranche de tout. Qui nous délivrera de cette armée de socio-psycho-anthropo-musico-sexo-polito-thanato-écologues !

Que le médecin dont la mort est doublement l'ennemie, dans sa vie quotidienne d'abord, puis comme pour chacun de nous à son heure, déclare la mort abjecte, ignoble, dégoûtante, c'est naturel. Mais pour nous, qui ne songeons en définitive quand nous prononçons ce mot même à propos d'un autre, même à propos d'un être aimé, qu'à notre propre mort, il faut nous habituer à la regarder en face. Et d'ailleurs, on l'a dit, peut-être ne l'a-t-on jamais autant fait qu'aujourd'hui.

Encore ne s'agit-il, dans notre esprit, que de la fin de la vie, de la mort elle-même et non de ses préludes, de ses circonstances, de la mort demandée, provoquée ou consentie. Quand on aborde ce sujet, c'est-à-dire la question de l'euthanasie, alors la gêne devient malaise, l'embarras cède la place au trouble, la pudeur se mue en paralysie. Qu'on se taise, il sera bien temps d'y songer si un jour la question se pose — pour un autre, bien entendu. Évidemment, la grand-mère grabataire et inconsciente, ce malheureux qui agonise depuis des semaines, cette jeune Américaine qui n'en finit pas de ne pas mourir et que ses parents eux-mêmes supplient qu'on laisse en paix, l'arriéré profond qu'on aurait mieux fait de ne pas laisser vivre... Mais moi qui suis en bonne santé, en pleine forme, ne m'en parlez pas, puisque cela ne me concerne pas, pas encore en tout cas.

L'euthanasie, la bonne mort, la mort douce ? Mais c'est un faux problème, un thème d'exquis débats pour les philosophes, les moralistes, les croyants, un sujet-bateau d'exposé pour la conférence du stage des jeunes avocats, l'objet gratuit de variations infinies pour le pape, l'épiscopat, les ministres de toutes les religions, une bonne occasion pour un homme politique ou pour le convive disert d'un dîner mondain de briller à peu de frais en se donnant des allures faussement profondes, peut-être une question que se posent, dans certaines circonstances, heureusement rares, certains médecins, heureusement peu nombreux. Et c'est tout. Encore une fois, cela ne me regarde pas.

Refus facile en vérité qui, comme tant de réactions analogues à celles de l'autruche, traduit un désarroi et finalement une crainte. Car l'allongement de la vie, les progrès de la médecine font qu'en réalité ce soi-disant faux problème risque fort de se poser pour une bonne moitié d'entre nous, un jour ou l'autre et peut-être demain. Et s'il se pose, ce sera au moment crucial de notre existence, le dernier, et probablement dans les pires conditions.

Le grand, le seul problème qui vaille qu'on s'y arrête et s'y acharne, bien sûr, c'est la vie, la vie des hommes ici et maintenant. Que le médecin qui voit tant mourir entonne un émouvant hymne à la vie, la mettant au-dessus de tout, ce n'est pas seulement normal, c'est réconfortant. Faut-il pour autant que nous refusions de penser à notre mort, d'y réfléchir pendant qu'il en est temps et que précisément nous sommes en pleine possession de notre jugement, de nos facultés ?

L'éternel argument selon lequel les bien portants sont tout disposés à choisir leur mort, à revendiquer le droit d'en fixer l'heure, parce qu'ils sont bien portants, paraît fragile et discutable. C'est à l'instant où vous vous asseyez au volant qu'il faut songer à l'accident, non après qu'il se sera produit. Avant de prendre son élan pour courir, sauter ou plonger, le sportif se concentre, rassemble ses forces, bande son énergie, arrête sa tactique pour gagner ; à l'arrivée, il sera trop tard. C'est aujourd'hui que nous devons décider quand nous en avons non seulement le loisir, mais les moyens, et non au pied de l'obstacle.

En vertu de ce raisonnement, il a été proposé à diverses reprises ces dernières années aux bien portants de faire connaître par avance leur volonté de n'être pas maintenus en vie à tout prix, par des méthodes extraordinaires, s'ils étaient condamnés sans recours. Le plus célèbre et retentissant des appels lancés en ce sens a été signé en 1974 par un certain nombre de savants de diverses disciplines parmi lesquels trois prix Nobel, dont l'un était le biologiste français Jacques Monod, disparu depuis. Ce manifeste pour l'euthanasie avait été précédé et a été suivi de très nombreuses démarches, consultations, prises de position émanant aussi bien d'autorités morales, religieuses, scientifiques que de mouvements de citoyens dans nombre de pays. Les procès, querelles juridiques, controverses et polémiques de toutes sortes se sont multipliés, preuve supplémentaire soit dit en passant que les hommes d'aujourd'hui sont beaucoup plus enclins qu'on ne le dit à regarder la mort en face, et même leur propre mort.

Bien sûr, il ne faut jamais oublier l'histoire, vieille d'un demi-siècle, de Jean Barois : « *Ce que j'écris aujourd'hui, ayant dépassé la quarantaine, en pleine force et en plein équilibre intellectuel, doit de toute évidence prévaloir contre ce que je pourrai penser ou écrire à la fin de mon existence, lorsque je serai physiquement et moralement diminué par l'âge ou par la maladie... Je ne crois pas à l'âme humaine, substantielle et immortelle... Le bien et le mal sont des distinctions arbitraires...* » Quel est donc, des deux hommes, celui qu'il faut entendre ? Le lutteur agnostique du milieu de la vie ou le croyant résigné de la fin ? D'un côté, c'est respecter la faiblesse, la vieillesse, la mort ; de l'autre, c'est n'admettre qu'une philosophie de la force et de la vie.

Cependant, dès maintenant, des centaines de milliers, des millions bientôt, d'hommes et de femmes ont signé ces « testaments » exigeant la bonne mort, la mort douce, pour eux-mêmes, dans certaines conditions bien entendu. Çà et là, des dirigeants politiques et même des gouvernants, dans certains États américains notamment, se sont émus et ont entrepris de modifier, d'adapter les lois.

On ne reviendra pas ici sur tous ces épisodes, la plupart très connus. François Sarda, l'abbé Jean Toulat, Igor Barrère et Étienne Lalou dans leurs livres, Claudine Escoffier-Lambiotte dans ses articles du *Monde,* une foule de médecins, grands patrons ou simples praticiens, dans leurs ouvrages et à l'occasion de colloques et congrès, un grand nombre d'organisations des professions de santé, et des infirmières, et des philosophes, et des théologiens, et des moralistes ou écrivains, d'Alfred Fabre-Luce à Gilbert Cesbron, et bien d'autres encore, les ont rappelés, discutés, invoqués à l'appui de leurs thèses, dans un sens ou dans l'autre.

Puisque nous voulons rester dans ce livre « au ras des pâquerettes », au niveau le plus élémentaire qui est, tout compte fait, celui auquel le problème se pose dans le concret, essayons d'y voir un peu plus clair sans entrer véritablement dans le grand débat de fond et de principe.

***

En amont de l'euthanasie, le premier barrage que rencontrent, chacun à sa manière, le malade et le médecin, c'est celui de la souffrance. Il est monstrueux, en l'état actuel des connaissances médicales, de la biochimie et de la pharmacie, qu'on puisse encore entendre soutenir que la souffrance est rédemptrice, qu'elle est une sorte d'expiation de nos fautes et de rachat de nos erreurs, qu'elle élève celui qui la supporte avec patience et résignation. C'est, tranchons le mot, du sadisme pur et simple.

La douleur élève ? Vers qui ? Elle n'élève certainement pas vers un Dieu de colère qui vous l'imposerait et qu'on prie pour qu'il vous soulage. Elle n'élève pas davantage vers les autres, qui ne peuvent prendre aucune part à votre calvaire. Or les analgésiques sont là, à portée de la main, qu'il est possible de choisir et de doser de telle façon que, sauf cas extrêmes et malgré tout exceptionnels, la souffrance cède et s'apaise. S'il est monstrueux que cette acceptation de la souffrance rédemptrice soit encore soutenue de nos jours par certains religieux ou moralistes — alors que les plus hautes autorités religieuses et morales l'ont dès longtemps publiquement et fermement rejetée — combien il est plus surprenant encore qu'il puisse se trouver des médecins non seulement pour y adhérer, mais pour la pratiquer.

Voilà un premier point sur lequel on ne peut pas ne pas s'accorder : la souffrance est hideuse et puisque les moyens existent de l'apaiser, il faut en user sans hésiter. Ce qui veut dire : même si les jours du mourant risquent de s'en trouver quelque peu abrégés. Le médecin qui laisse souffrir sous le prétexte qu'il ne doit, sous aucune forme, à aucun moment, prendre le moindre risque de raccourcir la vie du malade condamné, ne respecte pas la vie comme il le prétend, il l'avilit. Et lui avec.

Déjà la question de l'euthanasie est posée. Car procurer la mort douce, qu'est-ce d'autre précisément que d'alléger, d'éviter de souffrir alors qu'il n'y a plus d'espoir ? Entre le fait de bourrer d'analgésiques un cancéreux agonisant, la renonciation à la mise en œuvre systématique de toutes les ressources de la technique, la décision de débrancher les appareils qui le maintiennent en vie et le geste de pratiquer une injection qui provoquera sur-le-champ sa mort, y a-t-il une différence de nature ? Ou plus simplement — et encore ! — de degré ?

Regardons cette gradation par les yeux du médecin qui est là, devant ce corps torturé, et qui s'interroge. On peut ramener, en gros, les situations telles qu'elles se présentent à quatre réponses possibles :

1° Il est admis qu'il est du devoir du médecin de soulager l'homme qui souffre par tous les moyens en son pouvoir, même s'il risque d'abréger ainsi son agonie. « *Il n'est jamais défendu d'utiliser les analgésiques pour soulager la souffrance, même si indirectement l'échéance de la mort devait en être avancée.* » Voilà qui est net. Qui a écrit cela ? Un athée sans doute, un de ceux qui refusent la doctrine, l'obligation absolue de soigner jusqu'au bout, si fièrement proclamées par certains médecins, des médecins catholiques en particulier, au nom du sacro-saint « respect de la vie » ? Pas du tout : c'est le conseil permanent de l'épiscopat français dans une « note sur l'euthanasie » en date du 16 juin 1976.

Si le pronostic est de l'ordre des heures ou même d'un petit nombre de jours, pour des malades qu'on a tenté en vain de sauver, qui déjà comme l'a écrit une infirmière à leur sujet « pourrissent de l'intérieur », aucune difficulté, c'est bien un devoir. Mais si le pronostic est de l'ordre de quelques mois, l'issue fatale étant absolument inévitable, les chances de récupération absolument nulles, la perspective de longues souffrances et de détériorations croissantes formellement établie, alors que décider, que faire ? Et qui pourra affirmer avec une certitude également absolue, sauf dans de rares occasions malgré tout exceptionnelles, d'une part que le cas est réellement désespéré sans aucune chance de rémission, d'autre part que le délai est de dix jours, un mois ou un trimestre, voire davantage ? Aucun médecin sérieux ne s'y risquerait. Ainsi dès la première réponse, la plus simple, la moins discutable en apparence, l'incertitude est là.

2° Le médecin peut aussi, devant une situation désespérée, choisir l'abstention, ne rien faire pour retarder la mort inévitable et proche, renoncer à tenter de nouveaux traitements, de nouvelles opérations, de nouvelles médications.

N.T.B.R., *not to be ressuscitated,* écrivait sur le dossier de certains malades âgés de plus de soixante-cinq ans, atteints de maladies rénales ou d'affections pulmonaires irrémédiables depuis seize mois au moins, le directeur d'un hôpital londonien. Le livre du Dr Mair, *Confession d'un chirurgien,* a soulevé en France dans le corps médical un tollé, et on le comprend. Il écrivait tout uniment : « *J'ai tué au cours de ma carrière une vingtaine de malades. L'euthanasie, dans des cas bien précis, est une bénédiction. Bien d'autres médecins font comme moi dans le secret.* » Et il ajoutait : « *Il faut à présent en parler clairement.* » Visiblement, le Dr Mair cherchait à choquer. Si, au lieu de proclamer « J'ai tué... » il avait écrit « J'ai laissé mourir... », c'était dire la même chose en transformant l'euthanasie active en euthanasie passive.

Ne pas traiter, ne plus rien tenter, laisser faire la nature si l'on ne peut pas faire mieux qu'elle. Ne pas prolonger la vie à tout prix en retardant la mort. C'est le procès de ce qu'on a appelé « l'acharnement thérapeutique », un procès perdu comme celui de la souffrance. Perdu même pour l'Église catholique, infiniment plus stricte pourtant dans ce domaine que toutes les autres confessions et en particulier les religions protestantes, puisque là encore la commission permanente de l'épiscopat français, reprenant presque mot pour mot dans la note qu'on citait plus haut des déclarations antérieures de Paul VI, écrivait : « *Lorsqu'il n'y a plus aucun espoir de guérison, il n'est certes pas nécessaire de recourir aux moyens extraordinaires.* » Et la note rejetait d'autre part « *l'acharne-*

ment thérapeutique qui met tout en œuvre, de façon souvent déraisonnable et coûteuse, pour retarder jusqu'à l'extrême limite des possibilités techniques une échéance inéluctable ». Cependant le même document condamnait fermement l'euthanasie « *entendue dans le sens de provoquer directement, pour abréger la souffrance ou l'agonie, un processus de mort autre que celui qui est en cours* » et cela, au nom du « *respect de la vie* ». Il y a là plus qu'une contradiction : une dérision.

Renoncer à réanimer, à traiter, à lutter pour retarder l'échéance, n'est-ce pas en effet provoquer un processus de mort autre que « celui qui est en cours » ? Le mot « directement », sur lequel tout repose, que signifie-t-il ? Hier on a administré au mourant tel médicament, on lui a fait telle perfusion, on l'a mis sous respiration artificielle. Mais aujourd'hui, pour « accélérer le processus en cours », pour hâter sa mort, on ne lui donnera pas ce remède, on arrêtera la perfusion, on le laissera s'étouffer. Est-ce direct ou indirect ? Laissons pour l'instant cette contradiction — nous y reviendrons — et retenons seulement qu'il est licite, même aux yeux de l'institution la plus acharnée à défendre le respect de la vie, que le médecin baisse les bras, s'avoue vaincu et décide ainsi très « directement » de la mort du malade.

3° Un pas de plus. Un tout petit pas. Le médecin ne se contente plus d'administrer des calmants au risque de précipiter l'échéance. Il ne se borne plus à croiser les bras sans rien faire et à attendre. Il va plus loin et débranche les appareils, les tubes, les perfusions qui maintiennent une vie artificielle chez le gisant. Il suffit d'ailleurs qu'il arrête l'un d'eux, coupe l'oxygène, omette de renouveler la perfusion, en réduise insensiblement le débit. Il peut même partager le geste avec d'autres médecins, avec les infirmières, en se bornant à donner des instructions : il portera la responsabilité la plus grande, mais les exécutants en prendront aussi leur part, allégeant donc la sienne. C'est un petit coup de pouce donné au destin, rien de plus.

Quelle est la différence entre ce geste et la décision d'arrêter une réanimation en cours depuis plusieurs heures et qui, décidément, demeure sans effets ? Est-ce ici que passe la frontière entre une euthanasie passive — augmenter les doses d'analgésiques quoi qu'il puisse en résulter, renoncer à mettre en œuvre tous les moyens possibles — qui serait admissible et l'euthanasie active, condamnable ? Cesser d'alimenter un malade ou plus simplement réduire l'un des adjuvants artificiels mais salvateurs qu'on lui administrait, est-ce vraiment autre chose et infiniment plus grave que de refuser de recourir à des « moyens extraordinaires », de renoncer à mettre en œuvre des « possibilités techniques » parfaitement licites ?

4° Enfin voici le meurtre, puisque c'est ainsi qu'on qualifie volontiers, en morale et en justice, l'euthanasie dite active. Il ne suffit plus de renoncer, de croiser les bras, de ne pas rouvrir ou réapprovisionner un appareil, d'en réduire le débit : cette fois, il faut agir. Préparer un mélange, remplir une seringue, faire l'injection. Ou jeter dans la perfusion deux ou trois ampoules d'aspect insignifiant. Et aussitôt, la vie s'arrête.

***

L'Église catholique — nous y voilà — impose à ses fidèles sa loi absolue qui tient en quatre mots, clairs et définitifs : « *Tu ne tueras point.* » Moyennant quoi, elle condamne, de plus en plus mollement d'ailleurs, le suicide. En vertu du même principe, elle condamne l'avortement tout en fermant de plus en plus les yeux pour ne pas voir que dans des pays de forte imprégnation et de grande tradition catholiques, la France, l'Italie, des médecins catholiques en pratiquent tous les jours dans le respect de la loi civile sur des patientes elles-mêmes catholiques, parfois conseillées ou approuvées par des prêtres et des religieux. Parce que la Bible proclame « *Tu ne tueras point* », l'euthanasie dite active, objet de subtiles distinctions qui ne tiennent pas une seconde devant le raz de marée de la réalité et qu'il est en pratique impossible de distinguer clairement de l'euthanasie dite passive, est également condamnée avec une fermeté d'autant plus grande que son point d'application est plus incertain.

Est-ce aussi par le respect de la vie que se justifient les nombreuses dérogations dont les moindres ne sont pas l'acceptation pure et simple du meurtre en cas de légitime défense et surtout la guerre ? Ah ! Ces images insoutenables et quotidiennes pourtant de prêtres, d'évêques, d'aumôniers militaires bénissant au nom de Dieu et d'un geste protecteur ceux qui vont mourir, soldats de Guillaume II ou d'Hitler comme de Nicolas II ou de George VI, poilus français de 14-18 ou soldats perdus de 40, G.I.'s américains partant libérer la vieille Europe, pieux Autrichiens enrôlés dans la Wehrmacht et qui portent comme un scapulaire la promesse — « *Gott mit uns* » — inscrite sur la boucle de leur ceinturon ! Et plus près de nous le cardinal Spellman aussi bien que l'iman, le rabbin, le pasteur qui font descendre l'Esprit saint sur le combattant vietnamien, arabe, israélien, américain tandis qu'un évêque bénit et encourage les révolutionnaires chiliens et qu'un autre au nom du même Dieu et avec les mêmes mots, cautionne et sanctifie le combat de tous les Pinochet...

Bénissons les affamés car ils seront rassasiés, mais dans l'autre monde, et puis allons déjeuner. Bénissons les pauvres car ils verront Dieu. Bénissons les soldats pour qu'ils tuent le plus possible d'ennemis, mais crions néanmoins bien haut « Plus jamais la guerre ! »... Au nom de quoi, on vous le demande, peuvent-ils condamner les auteurs d'avortements et d'euthanasies, fussent-elles délibérément actives ?

Voilà pour les religions, toutes les religions, car aucune n'est tout à fait exempte de cette formidable hypocrisie. Qu'en est-il de la loi humaine ? En France, et dans la plupart des pays, le suicide n'est pas réprimé, mais seulement la non-assistance à personne en danger, aimable euphémisme quand il s'agit d'un meurtre sollicité, d'un désespéré qui supplie « Tue-moi. » En revanche, l'euthanasie dite active est considérée et jugée comme un crime, comme un meurtre. Ce serait parfaitement normal si l'État assumait entièrement ses responsabilités. Au regard de nos codes, le médecin qui décide de laisser mourir le nouveau-né atteint de malformations définitives qui feront de lui un arriéré ou handicapé profond est un meurtrier. On pourrait l'admettre si l'État assumait la prise en charge intégrale et totale de cet handicapé ou de cet arriéré et si la société accordait aux parents l'assistance matérielle et psychologique permanente dont ils ont besoin. Mais ce n'est nullement le cas, loin de là.

Dès lors le principe du respect de la vie se trouve en contradiction avec le respect de la famille dont l'état non seulement matériel mais moral, voire mental, risque d'être gravement et durablement perturbé par la présence de cet enfant. Le respect de la vie est également en conflit avec le respect de la personne humaine, car est-ce vivre que de végéter dans ces conditions ? C'est ce qui permet à un médecin qui a eu, tout au long de sa carrière, à résoudre des cas de ce genre, le professeur Minkowski, à propos des nouveau-nés dont deux tracés électro-encéphalographiques successifs sont plats, signe d'une absence totale et irréversible d'activité cérébrale, d'êtres qui seront à tout jamais incapables de mener une vie autre que végétative, d'écrire sans hésiter (dans *Le Figaro* du 1er juillet 1974) : « *Dans ce cas, oui, nous débranchons le respirateur artificiel et nous nous permettons de ne pas consulter la famille : nous savons en effet qu'à cette période de la vie, les parents souhaitent que le futur arriéré profond ne survive pas. Mais les faire participer à notre attitude les culpabiliserait profondément.* » Pour cette déclaration, si une enquête avait confirmé qu'elle correspondait à la réalité, le professeur Minkowski était justiciable de la cour d'assises pour meurtres avec préméditation.

Voilà où en est la législation française. Comme c'est souvent le cas, elle repose sur une immense hypocrisie. Qui ne se souvient de ces procès lamentables pour crime d'avortement — car au regard de la loi, il s'agissait bel et bien d'un crime — où l'avortée et l'avorteuse, confondues dans une même réprobation, se trouvaient côte à côte au banc des accusés ? Pendant ce temps, les jeunes femmes mieux informées et surtout disposant de ressources suffisantes, prenaient la route de Genève, l'avion pour Londres ou le train pour Amsterdam et n'encouraient ni les foudres de la justice, ni les risques de l'improvisation incompétente des « faiseuses d'anges ».

Devant la mort, il n'y a pas d'égalité, ni d'équité. Pourquoi devrait-elle s'imposer au bout d'une route tout au long de laquelle l'égalité n'a jamais existé ? C'est Pierre Chaunu, historien qui n'est pas précisément progressiste, qui déclarait en novembre 1972 au journal *La Suisse* : « *L'égalité devant la mort est un mythe. L'échéance avance ou retarde au gré d'horloges qui s'appellent conditions sociales, économiques et politiques.* » La société pratique un death control, une euthanasie collective et clandestine par choix et le critère majeur de ce choix, c'est l'argent, l'importance sociale.

***

Ni les Églises, ni la loi n'apportent donc ni au médecin, ni au mourant, de réponse satisfaisante. Les unes se bornent à condamner aveuglément, l'autre à réprimer sélectivement. On a vu combien la frontière était ténue, quasi imperceptible, pour le médecin entre l'euthanasie dite passive et l'euthanasie dite active. Et pour le mourant, qu'en est-il ? Quel est, face au point de vue de celui qui dispense la « bonne mort », le point de vue de celui qui la reçoit ? Schématiquement et arbitrairement, on peut ramener, semble-t-il, à cinq situations les cas qui peuvent se présenter :

1° Le malade, parfaitement conscient, mais incurable et condamné, demande avec insistance à mourir. Il le fait en toute connaissance de cause. Il y revient sans cesse, confirme et appesantit sa requête. Il sait la vérité sur son état et sa demande n'est donc pas une simple clause de style visant à s'entendre assurer qu'au contraire il peut encore vivre. De leur côté, le médecin, l'équipe soignante, ont fait tout le possible, voire l'impossible : l'issue fatale est, à leurs yeux, rigoureusement inévitable et proche. Et la famille même souhaite qu'on mette un terme aux souffrances ou à l'angoisse d'une vie qui n'a plus de sens et qui va s'arrêter de toute façon.

C'est évidemment le cas extrême où la question ne se pose pas vraiment.

2° Le mourant a signé l'un de ces « testaments », de ces « *living will* » que proposait le manifeste en faveur de l'euthanasie. Ou bien il a, ce qui revient au même, fait connaître à maintes reprises et fermement alors qu'il était conscient sa volonté de voir abréger son agonie plutôt que de subir de nouvelles tentatives de sauvetage. Cependant il n'est plus en état de réitérer cette volonté. Faut-il prendre en compte ses propos antérieurs ou imaginer qu'il a pu changer d'avis, que s'il était en mesure de le faire il révoquerait sa signature ou ses exigences d'hier ?

3º Le malade, inconscient, ne réagit que pour manifester qu'il ne supporte plus les souffrances qu'il subit. La seule perspective, pour ceux qui le soignent, est de prolonger une agonie dont on ignore s'il la vit dans l'angoisse et la douleur ou s'il est déjà absent de ce corps torturé.

4º Conscient, le mourant est prêt à affronter le grand passage. Il ne demande rien, n'implore pas qu'on abrège son agonie, mais il est évident qu'il n'est déjà plus du côté de la vie. Et médicalement, il est condamné sans recours possible, délabré au point que toute rémission, même de courte durée, est impensable.

5º Inconscient, le malade, hérissé de tubes, maintenu artificiellement en état de survie au sens légal du terme, est ce que certains médecins appellent « une plante verte ». Décérébré, perdu à coup sûr, il agonise. Mais il n'a pas fait connaître sa volonté, il n'a rien dit — peut-être parce que, quand il en était temps encore, on ne lui a rien dit — et la famille, anéantie, ne se prononce pas, l'équipe soignante n'a pas d'opinion.

***

Cinq situations, trois incertitudes sur la conduite à tenir. En fait, l'une des clefs de ces incertitudes, c'est l'inconscience du malade. Dans ce cas seulement, mais il est le plus fréquent, le choix semble appartenir tout entier au médecin. Il est seul : s'acharner, renoncer, débrancher, tuer, que faire ?

Comme pour le jeu de la vérité, il n'est pas normal que le médecin soit seul en face de la décision. Ce n'est pas son rôle : il n'est pas un sorcier, ni le maître absolu de la vie et de la mort. Il partage, ne serait-ce qu'à titre consultatif, sa responsabilité avec l'équipe soignante et avec la famille ou les proches. Ceux-ci ne se détermineront, c'est vrai, qu'en fonction de l'assurance qu'il pourra donner sur le caractère inéluctable et proche de la mort. Cependant il s'agit là encore de médecine, non de morale. En revanche, la décision d'ordre moral sera au moins partagée.

Il peut, comme l'exposait le professeur Minkowski, s'abstenir d'interroger la famille pour ne pas la culpabiliser ; ou celle-ci, cela arrive, n'est pas en mesure de l'éclairer. Il lui reste tout de même un autre point d'appui : l'équipe qui l'entoure. Une fois encore, s'isoler et trancher souverainement au nom de ses convictions personnelles, de son savoir et de son autorité, ce n'est pas sain, ce n'est pas tolérable.

Une autre clef de l'incertitude, c'est la volonté suicidaire. Ce malade qui a manifesté sans ambiguïté, par écrit ou oralement, et à maintes reprises, et de façon très ferme, sa volonté d'en finir avant d'être tombé dans le délabrement inconscient, est-on sûr qu'il ne changerait pas maintenant d'avis, est-on sûr qu'il n'a pas changé ? Déférer à sa volonté, même approuvée par l'équipe soignante, même confirmée par la famille, n'est-ce pas se rendre complice de son suicide ? Le médecin dont le rôle est de préserver la vie ne tombe-t-il pas dans le piège en acceptant de l'abréger délibérément sous le prétexte qu'on l'en prie ? Est-ce là le genre de service qu'il est contraint de rendre, démentant les exigences élémentaires de son métier ?

Le suicide est un problème en soi, qui mériterait tout un livre et d'ailleurs en a suscité déjà plus d'un.

Disons-le tout net : il est impossible d'admettre, de paraître approuver le suicide. Car le justifier ainsi, fût-ce en invoquant l'excuse absolutoire d'une foule de conditions et de considérations, c'est prendre la responsabilité de le provoquer en raison de l'effet d'entraînement qui, dans ce domaine plus que dans tout autre, joue sur certains esprits, dans certains états de dégoût, de dépression, de neurasthénie. Faire l'éloge du suicide, acte de courage, c'est faire l'éloge de la mort elle-même, c'est ouvrir la porte à tous les meurtres par personne interposée.

Le 20 mars 1827, Gerhard von Breuning voit ainsi son ami Beethoven : « *Épuisé, pitoyable, il gisait, soupirant parfois faiblement. La vigueur de son organisme et de ses poumons intacts livrait une bataille de géant avec la mort qui faisait brèche dans la muraille. Livré sans recours aux forces de destruction, privé de tout recours spirituel de la part du monde, le héros ne capitulait pas.* »

Suicide de Socrate ou, plus près de nous, d'Hemingway, de

Montherlant. Suicide de la veuve de Marcel Sembat qui laisse un mot pour s'excuser d'avoir survécu douze heures à son compagnon ; de Simone Weil qui meurt d'inanition à Londres pendant la guerre pour avoir tenté, sachant qu'elle n'y survivrait pas, de s'en tenir aux rations alimentaires théoriques allouées à ses compatriotes en France occupée. Suicide par mépris ou refus d'une vie qui ne valait plus la peine d'être vécue. Suicide qui ne doit rien à l'amour de la mort, mais qui finalement doit toujours quelque chose à la dépression et qu'on habille en acte tantôt de désespoir tantôt de courage.

Non, le suicide, comme la mort, c'est laid, c'est horrible, presque toujours. C'est le terme d'une maladie comme les autres. Soutenir que c'est la dernière peut-être des « *parcelles de liberté dans notre existence* », comme le fait Alfred Fabre-Luce, c'est prendre le risque de répandre, chez les jeunes notamment, ce nouveau mal du siècle. Écoutons Henri Laborit dans son *Éloge de la fuite* (Laffont, 1976) : « *L'hymne à la mort du suicidaire n'est lui-même que le dernier hymne à la vie d'un homme dont la voix a été étouffée par le sourd grondement du monde tournant sur lui-même. Ce bruit de fond, pour Beethoven, était en fa.* » Pourquoi en fa, soit dit en passant ? Et pourquoi pas en ut mineur (comme la 5e), en ré mineur (comme la 9e) ou majeur (comme la Missa Solemnis) ?

Alors : « *Docteur, tuez-moi* », non. Mais : « *Docteur, délivrez-moi, je n'en peux plus. J'ai le droit, au terme de ma vie, de laisser une image respectable de moi-même et j'en ai décidé ainsi* », ce n'est pas la même chose. Le médecin qui répond : « *Je soigne, et c'est tout* » s'abrite derrière une façade de commode hypocrisie et ne fait pas son devoir, puisqu'il n'est pas médecin jusqu'au bout.

***

Ainsi aucune réponse n'est vraiment satisfaisante. La loi religieuse n'est pas plus adaptée que la loi civile, la déontologie médicale pas plus acceptable que la morale traditionnelle. Si toutes ces règles, hier jugées convenables, ne sont plus admises aujourd'hui, c'est d'abord parce que la médecine, et la maladie, et la souffrance, et la mort ont changé.

Toutes ces réponses, religieuse, légale, réglementaire, morale, sont antérieures aux progrès de la science. Elles sont antérieures à la connaissance au moins relative du cancer et d'autres maladies mortelles, à la conscience de la mort, à l'invention des analgésiques, à l'emploi des techniques de réanimation, à l'allongement de la durée de la vie. Ainsi les lois sur la presse, la loi de 1881 qui en demeure le fondement et qu'on s'est contenté d'amender depuis, sont-elles antérieures d'un demi-siècle à l'apparition de la radio, de soixante-quinze ans à l'explosion de la télévision. Il faut rouvrir le dossier, reprendre le problème et reconstruire.

Une des idées les plus largement admises par ceux qui reconnaissent qu'il est nécessaire de réviser la législation civile et qui pensent que la loi religieuse elle-même s'en trouvera un jour caduque, c'est de tout effacer dans les codes. Va-t-on, demandent-ils, après avoir fait de l'euthanasie un meurtre comme un autre, puni et réprimé par la justice, proclamer et organiser à l'inverse le droit de mourir ? La loi française, on l'a dit, ignore le suicide. Il aurait sans doute mieux valu qu'elle ignorât aussi l'avortement et qu'on se contentât d'abroger la loi de 1920 qui le punissait. Il faut tout simplement décriminaliser, dépénaliser l'euthanasie. Chacun sera placé devant sa seule conscience et chaque cas pourra recevoir une réponse adaptée.

Qu'on ne vienne pas nous dire, comme l'a fait l'épiscopat français dans le document déjà cité à plusieurs reprises, que l'euthanasie comme l'avortement « *conduit à affronter des problèmes nouveaux et redoutables* ». Chaque invention, chaque novation, chaque prise de conscience, toute évolution des systèmes de vie, des comportements, des jugements — et Dieu sait que l'époque en est fertile ! — fait surgir de nouveaux problèmes qu'il faut résoudre. Parfois ils se substituent aux anciennes questions qu'on se posait, devenues soudain sans objet. Parfois ils s'y ajoutent et compliquent, embrouillent encore l'écheveau. C'est ainsi. A moins de refuser tout progrès et tout changement, force est d'assumer leurs conséquences, bonnes et mauvaises.

Le danger de l'ouverture à toute éventualité et de la renonciation pure et simple à toute répression, c'est le vide juridique, le vide moral. Un tel vide laisse le médecin seul et démuni. Il ne sait plus jusqu'où il peut aller. Et même s'il s'entoure d'avis, ce n'est pas une position confortable, il faut le reconnaître.

Alors l'autorisation écrite, la légalisation de l'euthanasie comme hier de l'avortement ? Ce n'est pas non plus une solution réellement satisfaisante. C'est ouvrir la porte à bien des abus. On cite traditionnellement l'effrayante exigence d'un savant et moraliste, Alexis Carrel, prix Nobel, qui, il y a quarante ans élargissait froidement le champ d'application de l'euthanasie à tous les débiles profonds, aux déments irrécupérables, aux malades incurables et âgés... On ajoute non moins rituellement qu'Hitler a fait mieux depuis. Dans leur livre sur l'euthanasie, écrit à l'aide des huit mille lettres reçues sur ce sujet alors qu'ils préparaient une émission de télévision à laquelle ils ont finalement renoncé, Igor Barrère et Pierre Desgraupes publient des témoignages effarants. Celui, par exemple, de l'excellente mère de famille qui approuve vigoureusement l'idée de l'émission parce que, explique-t-elle, elle mettra sa belle-mère devant le petit écran et sans doute comprendra-t-elle qu'elle gêne et qu'elle doit demander à mourir.

Tous ces gens qui, pour pouvoir partir en vacances sans embarras, vident le bocal du poisson rouge dans le caniveau, lâchent le chien ou le chat en pleine campagne et amènent la grand-mère bien valide à l'hôpital en demandant qu'on la garde au moins un mois, croit-on qu'ils ne trouveraient pas le moyen de faire signer à l'aïeule impotente et un peu gâteuse une demande d'euthanasie en bonne et due forme ? Et comme la tentation serait grande de se débarrasser ainsi de l'oncle à héritage qui est en train de dilapider ses quatre sous, sans parler bien entendu, pour l'élimination d'adversaires, d'euthanasie soi-disant volontaire et collective...

Mais Hitler est mort et nous sommes, n'est-ce pas, des civilisés ? La politique n'a rien à faire dans tout cela. Voire. Les Brid'oison sanglants qui ont ordonné que Pierre Laval, agonisant parce qu'il avait avalé une ampoule de cyanure un peu vieillie à l'instant où on venait le prévenir de son exécution, soit réanimé à tout prix afin qu'il puisse mourir fusillé dans les règles, étaient des magistrats comme les autres. Et les médecins qui se sont employés de leur mieux et avec succès à faire revivre le mourant pour les quelques minutes dont on avait besoin pour le tuer étaient des médecins comme les autres. Enfin, des Français moyens, magistrats moyens et médecins moyens, très moyens, voire en dessous de la moyenne...

Lorsque pendant la guerre d'Algérie les chefs du F.L.N. algérien emprisonnés, Ben Bella, Krim Belkacem et leurs compagnons, firent la grève de la faim et furent transportés à Garches dans le service de réanimation, les médecins de haut renom appelés à leur chevet hésitèrent devant l'attitude à prendre : devaient-ils les sauver malgré eux, forcer le destin ? Ou fallait-il laisser, sans intervenir, des adversaires aussi déterminés poursuivre leur grève, quoi qu'il puisse advenir ? On fit alors appel au plus âgé d'entre eux, qu'on disait très fatigué, Pasteur Vallery-Radot, pour trancher le débat. Son verdict fut péremptoire : « *Messieurs, vous n'avez qu'un devoir à remplir, celui de la médecine.* » Et tout rentra dans l'ordre. Celui-là n'était pas moyen et il devait d'ailleurs le montrer de nouveau un peu plus tard en refusant, malgré son attachement envers de Gaulle, de voter la mort de Salan pour demeurer fidèle au choix de sa jeunesse.

D'une tout autre façon, quelle n'est pas la responsabilité politique des médecins qui ont laissé un mort-vivant, Georges Pompidou, gouverner la France pendant des mois au milieu d'épouvantables souffrances que les doses massives de médicaments ne parvenaient plus à enrayer ? C'était l'envers de l'euthanasie, un acharnement thérapeutique dommageable non plus à un homme seulement mais à une nation et qui aurait pu, dans le cas d'événements graves, entraîner des conséquences dramatiques. Placés devant un choix qui est du même ordre au fond que celui de la vérité et même de l'euthanasie, à savoir le choix entre le secret, le silence et la vérité, c'est-à-dire la mise en garde, mise en garde du malade d'abord, mise en garde de l'opinion publique ensuite s'ils n'avaient pas été entendus, ils ont choisi de se taire et de laisser faire la nature quels que soient les risques pour leur patient et pour le pays.

Lourdes, bien lourdes responsabilités des médecins. Faut-il la leur laisser tout entière et se dire qu'après tout, c'est leur métier, en tournant la tête pour ne pas voir, en imposant le silence pour ne pas savoir ? C'est ce que préconise Michel Tournier : « *Le respect absolu de la vie, le sauvetage à tout prix des malades et des vieillards doivent rester la seule loi écrite sur ce sujet. Quant à l'euthanasie... Sans doute est-elle préférable dans des cas rarissimes. Mais qu'un médecin décide de ne pas mobiliser — au détriment d'autres malades — tout l'arsenal curatif dont il dispose dans le seul but d'entretenir une étincelle de vie dans un paquet de souffrances et d'avilissement, c'est une décision qui ne regarde que lui et qui relève du silence.* »

Décidément il n'y a pas de bonne solution. Quelle peut être, en l'état actuel, la moins mauvaise ? Il faut qu'il reste une limite, une référence, ne serait-ce que pour aider précisément le médecin, fût-ce dans le secret de sa conscience et le silence, à faire un choix qu'il devra de toute façon soumettre à ceux qui l'entourent, équipe soignante et famille s'il se peut.

Il ne faut donc ni légaliser l'euthanasie quelles que soient les conditions et exigences de la loi, ni l'absoudre *a priori* en laissant la page blanche. Ce qui est choquant aujourd'hui, c'est qu'elle soit assimilée au meurtre et réprimée comme telle, aveuglément, c'est-à-dire en pratique identifiée et poursuivie une fois sur mille, et tantôt absoute, tantôt punie. Une loi que la justice elle-même feint d'ignorer, tourne ou renonce à appliquer n'est pas une bonne loi. Et puis, comment peut-on imaginer de procéder simultanément et sans doute d'ici peu, dans la même société, à deux réformes : l'une pour abolir la peine de mort, l'autre pour autoriser à tuer par euthanasie ?

La première mesure à prendre ne serait-elle pas de séparer l'euthanasie et le meurtre, de maintenir la qualification de crime pour le second, mais de considérer la première comme un simple délit ? Quand un capitaine perd son navire, il est jugé. Quand un médecin abrège sciemment les jours de son malade, il pourrait être conduit à s'en expliquer si le geste suscitait une plainte. Encore une telle plainte ne serait-elle recevable que dans des cas et des conditions qu'il importerait de préciser afin d'éviter l'abus des poursuites judiciaires contre les médecins constaté dans divers pays et en particulier aux États-Unis. Une telle adaptation de la loi est délicate et ne constitue pas une solution complète et définitive. Du moins marquerait-elle un certain progrès sans ouvrir la porte à trop d'excès.

Une dernière remarque. Dans le couple médecin-malade, il ne faudrait tout de même pas intervertir les rôles. En écoutant les uns, puis les autres, tout leur serait dû : les médecins à qui les malades doivent tout, les malades à qui la société doit tout. N'ont-ils pas, les uns comme les autres, tant de droits à faire valoir qu'ils en oublient parfois leurs devoirs ? Trop de médecins tranchent souverainement de bien autre chose que de la santé et exercent, à l'occasion par une sorte de terrorisme, un magistère qui en fait les dépasse. De leur côté, combien de malades trouvent normal d'être entièrement pris en charge par la collectivité et s'indignent lorsque celle-ci renâcle à réparer à leur place des fautes qu'ils ont commises ? La robe noire de la suffisance et du malheur les habille trop souvent ensemble de la même façon.

***

Pour clore cette réflexion sur la plus terrible des maladies, sur les médecins et les malades, sur la souffrance et la mort, sur la vérité et l'euthanasie, on voudrait formuler trois remarques qui se sont imposées au fil du dialogue, des rencontres, des lectures, bref de l'enquête.

Première remarque, qui n'est certes pas d'une bouleversante originalité : la médecine est en crise. Pendant des siècles la parole du médecin ne pouvait être discutée ; depuis des décennies il tranchait de la vie et de la mort au nom du savoir ; et ces dernières années il s'est laissé aller jusqu'à dire la morale, le droit, le bien, la vérité. Le pouvoir médical, figé dans l'intransigeance, s'est imposé aux autres pouvoirs et prétend détenir le monopole de l'orthodoxie. Aucun enseignement, aucune recherche, aucune novation ne sont admis, qui ne portent l'estampille officielle. Hors de l'Église, point de salut. Hors de l'Ordre, point d'ordre. Hors de la hiérarchie, il n'est qu'ignorance.

Or, et c'est la seconde remarque, il faut désormais compter avec les malades et même avec les bien portants, malades en puissance. L'infaillibilité est mise en doute, l'autorité est mise en question, le monopole est battu en brèche. D'où le désarroi du pouvoir médical, rejeté sur des positions défensives et condamné à mener une guerre de tranchées qu'il ne peut, à terme, que perdre. Il n'est pas le seul à se voir ainsi contesté : tous les pouvoirs le sont aujourd'hui, avec une âpreté d'autant plus vive que leur puissance s'exerce dans des domaines fondamentaux, que leur assurance est plus grande. Quoi de plus fondamental que la santé, la vie et la mort, quoi de plus assuré que le pouvoir médical ?

Tout pouvoir doit être limité et remis en cause de façon permanente : la « révolution permanente » ne signifie peut-être rien d'autre que « l'autorité non permanente ». On le sait : « *Tout pouvoir corrompt, le pouvoir absolu corrompt absolument.* » Ne peut-on dire : « *Le pouvoir médical peut faire du mal, et le pouvoir médical absolu ne fait jamais de bien* » ? Il entend avoir raison à tout prix, plus que les Églises qui doutent, plus que les États qui sont partout discutés, plus que l'argent de plus en plus menacé, plus que tous les détenteurs d'une parcelle de savoir ou d'autorité, polices et justices, enseignements et armées, familles même. Et comme beaucoup de ces pouvoirs, il est même miné de l'intérieur, malgré toutes les précautions prises pour maintenir l'orthodoxie.

Alors, faut-il espérer qu'une brèche va enfin s'ouvrir dans la muraille de la citadelle ? Gaston Baissette, poète de la garrigue languedocienne, qui est aussi médecin, l'espère et le croit. Il se demande si nous ne serions pas, « *comme à l'époque de Pasteur, au seuil d'un bouleversement dans la chose médicale, qui ferait réviser toutes les notions de l'enseignement* » et par là on verrait « *se faufiler les notions nouvelles qui feront écrouler l'échafaudage ancien et refusionner la médecine* » (*Aux confins de la médecine,* Julliard, 1977).

Propos d'écrivain ? Baissette, objecteront les gardiens du temple, n'est qu'un médecin de campagne, pas même agrégé.

Bon : « *Le médecin doit retrouver la réflexion et il faut l'y préparer... Les malades ont besoin d'humanistes doués de savoir. Ils ne trouvent parfois que de faux scientifiques manquant de mesure humaine... Une révolte gronde contre l'outil médical.* » Cette fois, c'est bien un « patron », Michel Ribet, professeur de clinique chirurgicale à l'Université Lille-II, qui donne l'alarme (dans *Le Monde* du 16 février 1977).

Durement peut-être, nous n'avons pas dit autre chose. Puisse Baissette avoir raison, Michel Ribet être entendu. Par cette incursion dans un domaine qui n'est pas le nôtre, à travers cette réflexion volontairement menée parallèlement à un témoignage, puissions-nous apporter quelques éléments d'appréciation utiles aux médecins et — pourquoi pas après tout ? — aux malades, à tous les mortels que nous sommes.

Table

Ouvrages de Pierre Viansson-Ponté

Risques et chances de la Ve République, Plon, 1959.
Les Gaullistes, rituel et annuaire, Seuil, 1963.
The King and His Court, Houghton Mifflin, Boston, 1964.
Der König Charles und sein Hofstaat, Scheffler Verlag, Francfort, 1966.
Les Politiques, Calmann-Lévy, 1967.
Après de Gaulle, qui ?, Seuil, 1968.
Histoire de la République gaullienne :
I. *La fin d'une époque (1958-1962) ;*
II. *Le temps des orphelins (1962-1969),* Fayard, Les grandes études contemporaines, 1970-1971, prix Aujourd'hui 1971, réédition 1976.
Des jours entre les jours, Stock, 1974, prix Sévigné 1975.
La Politica e la Liberta, Ed. Pantarei, Lugano, 1975.
Lettre ouverte aux hommes politiques, Albin Michel, 1976. Livre de Poche, 1977.

La composition de ce livre
a été effectuée par Bussière à Saint-Amand,
l'impression et le brochage ont été effectués
sur presse CAMERON
dans les ateliers de la S.E.P.C. à Saint-Amand-Montrond (Cher)
pour les éditions Albin Michel

AM

Achevé d'imprimer le 24 mai 1985.
N° d'édition : 8933. N° d'impression : 975.
Dépôt légal : mai 1985.

Imprimé en France